U0200671

中国医学临床百家

吴苏稼 /著

# 成骨肉瘤
## 吴苏稼 2018 观点

科学技术文献出版社
SCIENTIFIC AND TECHNICAL DOCUMENTATION PRESS

·北京·

**图书在版编目（CIP）数据**

成骨肉瘤吴苏稼2018观点 / 吴苏稼著. —北京：科学技术文献出版社，2018.9

ISBN 978-7-5189-4141-4

Ⅰ.①成… Ⅱ.①吴… Ⅲ.①成骨肉瘤—诊疗 Ⅳ.① R738.1

中国版本图书馆 CIP 数据核字（2018）第 065827 号

## 成骨肉瘤吴苏稼2018观点

策划编辑: 李晓晨　责任编辑: 李晓晨　蔡倩玮　责任校对: 文　浩　责任出版: 张志平

| | | |
|---|---|---|
| 出　版　者 | 科学技术文献出版社 | |
| 地　　　址 | 北京市复兴路15号　　邮编　100038 | |
| 编　务　部 | (010) 58882938，58882087（传真） | |
| 发　行　部 | (010) 58882868，58882870（传真） | |
| 邮　购　部 | (010) 58882873 | |
| 官方网址 | www.stdp.com.cn | |
| 发　行　者 | 科学技术文献出版社发行　全国各地新华书店经销 | |
| 印　刷　者 | 北京虎彩文化传播有限公司 | |
| 版　　　次 | 2018 年 9 月第 1 版　2018 年 9 月第 1 次印刷 | |
| 开　　　本 | 710×1000　1/16 | |
| 字　　　数 | 77千 | |
| 印　　　张 | 9　彩插4面 | |
| 书　　　号 | ISBN 978-7-5189-4141-4 | |
| 定　　　价 | 98.00元 | |

# 序
Foreword

韩启德

欧洲文艺复兴后，以维萨利发表《人体构造》为标志，现代医学不断发展，特别是从 19 世纪末开始，随着科学技术成果大量应用于医学，现代医学发展日新月异，发生了根本性的变化。

在过去的一个世纪里，我国现代化进程加快，现代医学也急起直追。但由于启程晚，经济社会发展落后，在相当长的时期里，我国的现代医学远远落后于发达国家。记得 20 世纪 50 年代，我虽然生活在上海这个最发达的城市里，但是母亲做子宫切除术还要到全市最高级的医院才能完成；我患猩红热继发严重风湿性心包炎，只在最严重昏迷时用过一点青霉素。20世纪60—70年代，我从上海第一医学院毕业后到陕西农村基层工作，在很多时候还只能靠"一根针，一把草"治病。但是改革开放仅仅30多年，我国现代医学的发展水平已经接近发达国家。可以说，世界上所有先进的诊疗方法，中国的医生都能做，有的还做得更好。更为可喜的是，近年来我国医学界开始取得越来越多的原创性成果，在某些点上已经处于世界领先地位。中国医生已经不再盲从发达国家的疾病诊疗指南，而能根据我们自己的经验和发现，根据我国自己的实际情况制定临床标准和规范。我们越来越有自己的东西了。

要把我们"自己的东西"扩展开来，要获得越来越多"自己的东西"，就必须加强学术交流。我们一直非常重视与国外的学术交流，第一时间掌握国外学术动向，越来越多地参与国际学术会议，有了"自己的东西"也总是要在国外著名刊物去发表。但与此同时，我们更需要重视国内的学术交流，第一时间把自己的创新成果和可贵的经验传播给国内同行，不仅为加强学术互动，促进学术发展，更为学术成果的推广和应用，推动我国医学事业发展。

我国医学发展很不平衡，经济发达地区与落后地区之间差别巨大，先进医疗技术往往只有在大城市、大医院才能开展。在这种情况下，更需要采取有效方式，把现代医学的最新进展以及我国自己的研究成果和先进经验广泛传播开去。

基于以上考虑，科学技术文献出版社精心策划出版《中国医学临床百家》丛书。每本书涵盖一种或一类疾病，由该疾病领域领军专家撰写，重点介绍学术发展历史和最新研究进展，并提供具体临床实践指导。临床疾病上千种，丛书拟以每年百种以上规模持续出版，高时效性地整体展示我国临床研究和实践的最高水平，不能不说是一个重大和艰难的任务。

我浏览了丛书中已经完稿的几本书，感觉都写得很好，既全面阐述有关疾病的基本知识及其来龙去脉，又介绍疾病的最新进展，包括笔者本人及其团队的创新性观点和临床经验，学风严谨，内容深入浅出。相信每一本都保持这样质量的书定会受到医学界的欢迎，成为我国又一项成功的优秀出版工程。

《中国医学临床百家》丛书出版工程的启动，是我国现代医学百年进步的标志，也必将对我国临床医学发展起到积极的推动作用。衷心希望《中国医学临床百家》丛书的出版取得圆满成功！

　　是为序。

# 作者简介
Author introduction

　　吴苏稼，中国人民解放军南京总医院骨科主任医师，南京大学医学院、原第二军医大学特邀教授，硕士生导师。从事骨科临床工作 34 年，目前主要从事骨盆、四肢的骨与软组织肿瘤的保肢治疗和骨肉瘤的新辅助化疗，在骨肉瘤肺转移的相关血管化机理、儿童骨肉瘤保存肢体、骨盆脊柱肿瘤切除肢体重建等方面有较深入的研究，熟练掌握医学统计学，对骨肿瘤相关的多中心临床试验的设计与实施方法有较丰富的经验。承担多项国家和江苏省骨肿瘤科研项目，并承担多项全军骨肿瘤科研项目，发表论文 110 余篇，SCI 论文 20 多篇，培养硕士研究生 20 余名。

　　现任中国医师协会骨科专业委员会骨肿瘤分会委员，中华医学会肿瘤分会骨肿瘤学组委员，中国抗癌协会肉瘤专业委员会委员，全军骨科专业委员会骨肿瘤专业主任委员，江苏省医学会骨科学分会委员兼学术秘书、江苏省骨肿瘤专业组组长，江苏省医师协会骨科医师分会委员兼学术秘书，江苏省康复医学会脊柱脊髓损伤学组常委，中国抗癌协会肉瘤分会委员兼保肢学组委员，中国研究型医院学会骨科与转化专业委员兼骨肿瘤组常务委员，中国医疗保健国际交流促进会骨科分会骨肿瘤外科学组委员，中国医药教育协会骨科专业委员会南京培训基地常务委员，原南京军区骨科专业委员会副主任委员，江苏省康复医学会脊柱脊髓损伤专业委员会常委。担任中华骨科杂志英文版 Orthopaedic Surgery（SCI 收录）编委和原南京军区骨科学首届继续教育委员会讲师团讲师。

# 前 言

Preface

　　近 40 年来，随着对骨肉瘤生物学行为认识的不断深入，化学治疗方法、外科技术和影像学技术的发展及应用，针对骨肉瘤的诊断和治疗已取得了很大的进步，可以使 60% 以上的骨肉瘤患者获得长期生存，85% 以上的患者保留了有功能的肢体。尽管如此，由于骨肉瘤发病率较低，生物学特性多变，异质性强，肿瘤细胞与其周围环境的相互关系非常复杂，大样本的临床试验研究开展较为困难，目前的治疗水平已经维持了 30 多年没有明显的进展，其在临床上的主要原因是一旦患者出现复发和转移，特别是肺部转移，目前尚缺乏有效的治疗方法，这类患者的长期生存率仍然低于 20%，使得对骨肉瘤的诊断和治疗仍具有挑战性。近年来，为了提高患者的生存率，传统的辅助化疗和新辅助化疗这种用相对固定的治疗模式对待所有的骨肉瘤患者这一方式已受到挑战，采用基因检测选择靶向药物和敏感的化疗药物、利用人源肿瘤异种移植动物模型进行各种抗肿瘤药物的筛选、多中心的随机临床试验推荐和在临床使用的各种新的治疗方案等方法的出现，已使得骨肉瘤的治疗更加精准和个体化，尽管这些方法还存在许多需要解决的问题，但这将有可能使骨肉瘤的诊断治疗水平提到一个新的高度。

本书主要阐述骨肉瘤最新的发展和个人对骨肉瘤的认识，其基础主要是阅读近十年来200多篇与骨肉瘤相关的论文和论著，参加多种国内外骨肿瘤的学术研讨会，与国内外著名骨肿瘤中心的学者、医师们相互交流，同时学习他们的宝贵经验及个人从事骨肿瘤临床和相关研究工作十余年来的经验教训，希望从骨肉瘤诊断和治疗规范及近年来新的进展这几方面来展开，在书中用了较大的篇幅来叙述骨肉瘤化疗的基本概念、化疗的各种并发症及其相应的治疗策略和近年来骨肉瘤相关靶向治疗的现状及未来可能的发展方向等，使更多从事或希望从事恶性骨肿瘤诊治的临床医生了解到国内外最新的骨肉瘤的相关基础理论、治疗理念、原则和方法，规范临床工作方法、提高临床实践能力，使骨肉瘤患者的整体治疗水平得到提高，最终，通过相互学习和交流，找到新的治疗手段来让患者获益。由于受到个人知识水平、阅读能力、写作技巧、特别是对骨肉瘤的认识等方面的局限，书中难免存在许多错误、不足和值得商榷的地方，希望阅读者给予谅解并真诚地希望给予及时批评指正。

在本书的撰写过程中，得到本人科室同事们的大力协作，他们在寻找相关资料、探讨书中所要阐述明确的观点、具体书写内容的修改和校对等方面给予我很大的帮助，借此机会表达我对他们的谢意，他们是周光新主任、樊根涛主治医师、流小舟主治医师等。另外，在本书中所用的一些文字内容和插图，是选自于国内一些著名骨肿瘤治疗中心，请允许我在书中介绍他们在骨肉瘤治疗方面的杰出工作并通过图片展示给阅读者，非常感谢他们这么多年来给我的指导和帮助，也希望他们提出宝贵的意见和建议，使骨肉瘤的最新观点不断完善。同时，非常感谢科学技术文献出版社的编辑同志们在此书出版过程中承担的大量繁重琐碎的编辑工作。

吴苏稼

# 目 录
Contents

# 骨肉瘤的现状

## *1.* 骨肉瘤的治疗需要更加精准和个体化

自从在南非斯瓦特科兰斯洞穴中发现古人类足跖骨骨肉瘤的最早期证据到现在已有一百多万年的历史了，但对骨肉瘤的认识，直到 18 世纪，DuPudun（1805 年）才将恶性骨肿瘤描述为高度恶性的肿瘤，Gross（1879 年）将骨肉瘤定义为骨组织起源的高度恶性肿瘤。但早在 1000 多年前，我国唐代著名医药学家孙思邈就在他的著名医学著作《千金翼方》中描述了骨肉瘤。骨肉瘤（Osteosarcoma）是原发于骨的恶性肿瘤，其现代经典的定义为高度恶性的梭形细胞肉瘤并可产生肿瘤样的骨基质，是恶性骨肿瘤中最常见，出现在生长发育旺盛期的青少年人群，好发于长骨的干骺端，肺部为最常见的远处转移器官等颇具临床特点的一种肉瘤。尽管如此，从基因研究的角度显示骨肉瘤细胞的起源和发生发展非常复杂，染色体极具不稳定性，肿瘤的生物学特性多变和肿瘤细胞与其周围环境的相互关系复杂，从而使骨肉瘤确切的病因仍然不清楚。骨肉瘤的发病率在美国的统计是 3.1 人 /每百万人口，在所有成人新发恶性肿瘤中所占比例不到 1%，在儿童不到 3% ～ 5%，但其在青少年人群中是除白血病和淋巴瘤外最常见的原发性恶性肿瘤。由于我国幅员辽阔、人口众多且分布不均，社会经济水平差别较大，患者和患者家属及基层医院的医生对骨肉瘤的认识不够等诸多原因，确切的发病率较难统计。骨肉瘤在 20 世纪 70 年代前主要的治疗方法是截肢，但仍然有近 80% 的患者在诊断后的 5 年内死亡，随着对骨肉瘤疾病的认识深入及诊断和治疗水平的提高，采用大剂量氨甲蝶呤、顺铂、阿霉素、异环磷酰胺和依托泊苷等药物组合的辅助化疗和新辅助化疗，根治性的局部肿瘤切除以及肺转移的清扫术，已使骨肉瘤患者的长期生存率达到目前的 60%，但是，这一生存率已维持了 30 多年没有进一步的提高，其在临床上的主要原因是一旦患者出现复发和转移，特别是肺部转移，目前尚缺乏有效的治疗手段，这类患者的长期生存率仍然低于 20%。近年来，为了提高患者的生存率，传统的辅助化疗和新辅助化疗这种用相对固定的治疗模式对待所有的骨肉瘤患者这一方式已受到挑战，采用基因检测选择靶向药物和化疗药物、利用人源肿瘤异种移植模型进行各种抗肿瘤药物的筛选和多中心的随机临床试验推荐的各种化疗方案等方法的出现，已使得骨肉瘤的治疗更加精准和个体化。另外还有许多进展，如：①多中心合作的骨肉瘤组织库的建立；②确立基因学、分子遗传学等为探索骨肉瘤病因的研究方向；③建立评分系统评价通过转化医学研究和Ⅰ期、Ⅱ期临床试验的新的药物；④制定准确客观的统计学规则来规范早期的临床试验等都将使骨肉瘤患者的治疗水平提到一个新的高度。

## 2. 我国骨肉瘤的发病率目前仍然没有比较准确的统计

我国骨肉瘤的发病率到目前仍然没有一个比较准确的统计，其主要原因是：①我国人口基数大，国家幅员辽阔，人口分布不均匀；②专门从事骨肿瘤专科治疗的医院较少，主要集中在直辖市和省会城市，每年新发骨肉瘤患者的收容量仅在 30～150 例左右；③基层医师缺乏对骨肉瘤的认识，使很多患者无法得到及时有效的诊治，笔者曾调查过一组 71 例骨肉瘤患者，首次就诊的医院显示：有 40 例（56.34%）患者在乡镇医院，13 例（18.31%）患者在县级医院，1 例（1.41%）患者在私人医院。

71 例患者只有 36 例（50.70%）患者在首诊时得到了正确的诊断。中华医学会骨科分会骨肿瘤学组即将开展中国骨肉瘤流行病学的调查，届时会有我国骨肉瘤发病率较为准确的统计数字。据美国的文献报道，美国骨肉瘤患者的发生率近 15 年来有逐渐下降的趋势，2010 年前后报道为（4.6～6.8）人／百万人·年和 2015 年前后报道为 3.1 人／百万人·年。欧洲文献报道骨肉瘤的发生率有一个较大的变化范围，（0.2～3.0）人／十万人·年，其中 15～19 岁年龄段为（0.8～11.0）人／十万人·年，另一个来自于东欧的报道调查了 1981—2010 年间骨肉瘤的发病率为 1.68 人／百万人·年。一组来自台湾 2003—2010 年间 519 例患者的调查显示，骨肉瘤的发病率为 3.01 人／百万人·年，其中 0～24 岁年龄段的发病率为 4.61 人／百万人·年，25～59 岁年龄段的发病率为 1.66 人／百万人·年，＞60 岁的患者的发病率为 2.41 人／百万人·年。Eyre R 2009 年报告西欧、美国的骨肉瘤发病率要高于印度、中国和日本等亚洲国家。

## 3. 发病年龄与性别

骨肉瘤的发病年龄一般呈现两个年龄段，即 10～25 岁和 40～60 岁，但高度恶性骨肉瘤更多发生在青少年和青年成人，美国一项单中心 648 例骨肉瘤患者的年龄分布：＜21 岁的患者 322 例，21～40 岁的患者 186 例，41～55 岁的患者 51 例，＞55 岁的患者 89 例，平均年龄 27.5 岁。一组来自欧洲 1355 例骨肉瘤患者的年龄分布：＜16 岁的患者 766 例，≥16 岁的患者 589 例。一组来自亚洲 6 个国家 10 个骨肿瘤治疗中心的 232 例年龄＞40 岁的骨肉瘤患者，年龄分布在 40～80 岁，平均年龄 50 岁。建立于 1973 年的美国国家癌症检测、流行病学和最终结果数据库（The Surveilliance、Epidemiology，and End Results，SEER）收集了全美 17 个肿瘤中心 1999—2010 年间 2849 例骨肉瘤患者，其年龄分布：0 ～ 24 岁 1825 例（64.1%），25 ～ 29 岁 676 例（23.7%），＞ 60 岁 348 例（12.2%）。一组来自于欧洲 1981—2010 年 214 例骨肉瘤的年龄分布：没有低于 6 岁的患者，103 例（48%）患者的年龄分布在 10 ～ 19 岁。北京 301 医院一组 1999—2012 年 445 例患者的年龄分布：378 例（85%）患者年龄 ≤ 30 岁，67 例（15%）患者年龄 ＞ 30 岁。笔者所在医院统计 2000—2016 年 362 例骨肉瘤患者中，0 ～ 9 岁 24 例（6.6%），10 ～ 24 岁 250 例（69.1%），25 ～ 40 岁 53 例（14.6%），41 ～ 60 岁 28 例（7.7%），61 岁以上 7 例（1.9%）。纵观上述年龄状况，骨肉瘤的发病高峰主要分布在 10 ～ 30 岁，在亚洲地区 ＞ 60 岁的患者发病率要低于欧美地区。

骨肉瘤男性的发生率要高于女性，美国 SEER 一组 1991—2010 年 2849 例骨肉瘤患者中男性 1604 例（56.3%），女性 1245 例（43.7%），男女比例为 1.29∶1；台湾一组 2003—2010 年 300 例骨肉瘤中，男性 173 例（57.7%），女性 127 例（42.3%），男女比例为 1.36∶1；北京 301 医院一组 1999—2013 年 445 例骨肉瘤患者中，男性 275 例（61.8%），女性 170 例（38.2%），男女比例为 1.62∶1；笔者曾统计的一组 362 例骨肉瘤患者中，男性 220 例（60.8%），女性 142 例（39.2%），男女比例为 1.55∶1。从上述数字可以看出，我国男性患者的发生率要高于美国，发生的原因可能是种族差别、地域差别等，但也不能排除中国大陆地区可能存在的男女出生比例失调问题（中国计划生育网 2013 年公布的新生儿男女比例为 1.16 ： 1）。

## *4.* 长骨干骺端是最常见的发病部位

骨肉瘤尽管可以发生在身体的任何骨组织，但四肢长骨的干骺端是最常见的发病部位，尤其是在股骨远端、胫骨远端、肱骨近端、腓骨近端和股骨近端更为多见，躯干和颌面部骨肉瘤也可见到，但发生率要比四肢部位明显减少。美国 SEER 1991—2010 年统计 2849 例骨肉瘤患者，位于四肢长骨的为 2371 例（83.2%）患者，位于躯干中轴部位的为 478 例（16.8%）患者。另一组来自于美国 1595 例的骨肉瘤患者中，四肢骨占 1495 例（93.7%），躯干占 100 例（6.3%）。一组来自泰国 112 例骨肉瘤的患者中，长骨部位占 93 例（83%），其中股骨远端和胫骨近端占 76 例（68%）。来自北京 301 医院的一组 444 例骨肉瘤患者中，股骨 270 例、胫骨 102 例、肱骨 35 例，统计资料完整的 415 例骨肉瘤患者中，股骨远端 229 例（55%）、胫骨近端 80 例（19%），膝关节周围发病占据全部病例的 74%。笔者医院一组 363 例骨肉瘤患者的统计，股骨下端 191 例（53%），胫骨近端 80 例（22%），肱骨上端 39 例（11%），腓骨 17 例（5%），股骨上段 15 例（4%），其他部位（含躯干和四肢少见部位）21 例（6%）。

## 5. 骨肉瘤患者的社会经济状态影响其预后

由于骨肉瘤好发于青少年，治疗周期长、费用大，仍存在一定的病死率以及我国很多家庭是独生子女这些特点，评价患者的社会经济状态和这一状态与患者病情发展、治疗效果和预后是否有相关性，存在一定的流行性病学意义。美国 SEER 提出一组关于评价患者社会经济状态的指标，具体是：①患者家庭的平均收入。②低于地区制定的生活贫困线的比例。③患者在 25 岁以前接受中学以上教育的程度。④患者的居住地是在农村还是城市。依据这几点制定 1 ～ 12 分的范围，少于或等于 3 分属于社会经济状态差；4 ～ 10 分属于社会经济状态中等；11 ～ 12 分属于社会经济状态良好。美国 2016 年流行性病学统计资料显示：骨肉瘤上述流行性病学特点与患者的预后较差有统计学意义，具体有：①位于躯干部位的肿瘤患者；②患者年龄在 25 ～ 29 岁和 60 岁以上；③男性患者；④社会经济状态属于差的患者。

## 参考文献

1. Sissons HA. The WHO classification of bone tumors. Recent Res Cancer Res，1976，54（54）：104-108.

2. Fletcher CDM. WHO classification of tumours of soft tissue and bone. IARC Press，2013，95-104.

3. Chen X，Bahrami A，Pappo A，et al. Recurrent somatic structural variations

contribute to tumorigenesis in pediatric osteosarcoma. Cell Rep, 2014, 7 (1): 104-112.

4. Perry JA, Kiezun A, Tonzi P, et al. Complementary genomic approaches highlight the PI3K/mTOR pathway as a common vulnerability in osteosarcoma. Proceedings of the National Academy of Sciences of the United States of America, 2014, 111 (51): E5564.

5. Damron TA, Ward WG, Stewart A. Osteosarcoma, chondrosarcoma, and Ewing's sarcoma: National Cancer Data Base Report. Clin Orthop Relat Res, 2007, 459: 40-47.

6. Allison DC, Carney SC, Ahlmann ER, et al. A meta-analysis of osteosarcoma outcomes in the modern medical era. Sarcoma, 2012, 2012 (4): 704872.

7. Marcove RC, Miké V, Hajek JV, et al. Osteogenic sarcoma under the age of twenty-one. A review of one hundred and forty-five operative cases. J Bone Joint Surg Am, 1970, 52 (3): 411-423.

8. Jaffe N, Frei E 3rd, Traggis D, et al. Adjuvant methotrexate and citrovorum-factor treatment of osteogenic sarcoma. N Engl J Med, 1974, 291 (19): 994-997.

9. Isakoff MS, Bielack SS, Meltzer P, et al. Osteosarcoma: Current Treatment and a Collaborative Pathway to Success. J Clin Oncol, 2015, 33 (27): 3029-3035.

10. Jaffe N, Puri A, Gelderblom H. Osteosarcoma: evolution of treatment paradigms. Sarcoma, 2013, 2013: 203531.

11. Aljubran AH, Griffin A, Pintilie M, et al. Osteosarcoma in adolescents and adults: survival analysis with and without lung metastases. Ann Oncol, 2009, 20 (6): 1136-1141.

12. Link MP, Goorin AM, Miser AW, et al. The effect of adjuvant chemotherapy on relapse-free survival in patients with osteosarcoma of the extremity. N Engl J Med, 1986, 314 (25): 1600-1606.

13. Meyers PA, Healey JH, Chou AJ, et al. Addition of pamidronate to chemotherapy for the treatment of osteosarcoma.Cancer, 2011, 117 (8): 1736-1744.

14. Hingorani P, Janeway K, Crompton BD, et al. Current state of pediatric sarcoma biology and opportunities for future discovery: A report from the sarcoma translational research workshop. Cancer Genet, 2016, 209 (5): 182-194.

15. Khanna C, Fan TM, Gorlick R, et al. Toward a drug development path that targets metastatic progression in osteosarcoma. Clin Cancer Res, 2014, 20 (16): 4200-4209.

16. Ottaviani G, Jaffe N. The epidemiology of osteosarcoma. Cancer Treat Res, 2009, 152: 3-13.

17. Luetke A, Meyers PA, Lewis I, et al. Osteosarcoma treatment - where do we stand? A state of the art review. Cancer Treat Rev, 2014, 40 (4): 523-532.

18. Bergovec M, Kubat O, Smerdelj M, et al. Epidemiology of musculoskeletal tumors in national referral orthopedic department.A study of 3482 cases.Cancer Epidemiol, 2015, 39 (3): 298-302.

19. Hung GY, Horng JL, Yen HJ, et al. Incidence patterns of primary bone cancer in taiwan (2003-2010): a population-based study. Ann Surg Oncol, 2014, 21 (8): 2490-2498.

20. Eyre R, Feltbower RG, Mubwandarikwa E, et al. Epidemiology of bone

tumours in children and young adults. Pediatr Blood Cancer, 2009, 53 (6): 941-952.

21. Mankin HJ, Hornicek FJ, Rosenberg AE, et al. Survival data for 648 patients with osteosarcoma treated at one institution. Clin Orthop Relat Res, 2004, 429: 286-291.

22. Andreou D, Bielack SS, Carrle D, et al. The influence of tumor- and treatment-related factors on the development of local recurrence in osteosarcoma after adequate surgery. An analysis of 1355 patients treated on neoadjuvant Cooperative Osteosarcoma Study Group protocols. Ann Oncol, 2011, 22 (5): 1228-1235.

23. Joo MW, Shin SH, Kang YK, et al. Osteosarcoma in Asian Populations Over the Age of 40 Years: A Multicenter Study. Ann Surg Oncol, 2015, 22 (11): 3557-3564.

24. Duchman KR, Gao Y, Miller BJ. Prognostic factors for survival in patients with high-grade osteosarcoma using the Surveillance, Epidemiology, and End Results (SEER) Program database. Cancer Epidemiol, 2015, 39 (4): 593-599.

25. Bielack SS, Kempf-Bielack B, Delling G, et al. Prognostic factors in high-grade osteosarcoma of the extremities or trunk: an analysis of 1, 702 patients treated on neoadjuvant cooperative osteosarcoma study group protocols. J Clin Oncol, 2002, 20 (3): 776-790.

26. Settakorn J, Rangdaeng S, Arpornchayanon O, et al. Epidemiologic study of 112 osteosarcomas in Chiang Mai University Hospital, Thailand. J Med Assoc Thai, 2007, 90 (7): 1400-1405.

27. Miller BJ, Cram P, Lynch CF, et al. Risk factors for metastatic disease at presentation with osteosarcoma: an analysis of the SEER database. J Bone Joint Surg Am, 2013, 95 (13): e89.

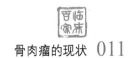

28. Sun M，Abdollah F，Liberman D，et al. Racial disparities and socioeconomic status in men diagnosed with testicular germ cell tumors：a survival analysis. Cancer，2011，117（18）：4277-4285.

# 近代骨肉瘤的诊断

## 6. 影像技术、病理诊断意义重大

尽管骨肉瘤已发现有相当长的时间，但骨肉瘤的诊断与治疗的进步是在 20 世纪 70 年代的后期到 80 年代的初期，由于影像技术、病理诊断以及在治疗上采用多药联合、序贯化疗和外科根治性切除肿瘤及保肢技术的提高，已使骨肉瘤患者的长期生存率从 20 世纪 70 年代的 20% 提高到 60% 以上。但从 20 世纪 80 年代后期至今已有近 40 年了，骨肉瘤的长期生存率并没有再进一步的提高，尽管如此，近年来在临床上骨肉瘤的诊治仍然有许多新的认识，新的理念和新的发展。

## 7. 大体与组织学分类

骨肉瘤可以根据是否由以往存在骨病变而分成为原发性和继发性骨肉瘤，也可以根据肿瘤的在骨的发生部位和它们的组织学特征进行分类，不同类型的骨肉瘤都有其各自的特征及生物学行为，总体而言，骨肉瘤可以被分为骨髓内病变和骨表面病变，骨髓内骨肉瘤又被分类为普通型、毛细血管扩张型、小细胞型和低度恶性中央型骨肉瘤，骨表面型骨肉瘤被分类为骨膜外骨肉瘤、骨膜骨肉瘤和高度恶性表面型骨肉瘤。普通型骨肉瘤是在各类骨肉瘤中最具代表性和文献中最多报告和最常发生在长骨干骺端的高度恶性的髓内型骨肉瘤，其生物学特性活跃，常常在诊断时已穿破骨皮质形成病变骨周围的软组织包块，由于是骨起源的肿瘤，所形成的包块质地较硬，不透过 X 射线。在组织学上表现为多样性的梭形细胞且该细胞具有明显的异型性，可以产生骨样基质，如果具有上述组织学特点，就可以确诊为骨肉瘤（图 1～图 3）。

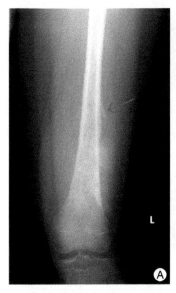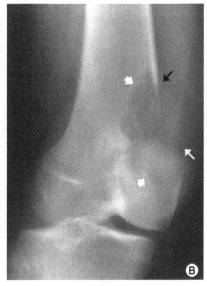

图 1　A 典型骨肉瘤的成骨型 X 射线表现，可见明显的骨膜反应，形成 codman's 三角（箭头所示），含有异常骨信号的软组织包块；B 典型骨肉瘤溶骨性 X 线表现，白色箭头显示溶骨破坏区，黑色箭头显示骨膜反应形成 codman's 三角

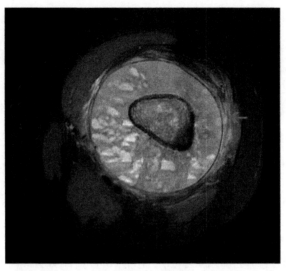

图 2　骨肉瘤的 MRI 横截面：可见较大的软组织包块，周围有不规则的皮质骨包绕

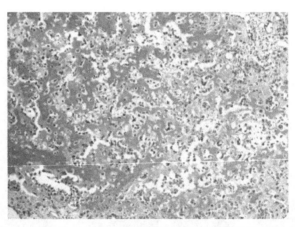

图 3　HE 染色的组织学切片：可见粉红色骨样基质中含有典型的恶性细胞，提示一典
型的骨肉瘤组织学表现（彩图见彩插 1）

普通型骨肉瘤在组织学上根据其肿瘤细胞周围的基质成分
又可以进一步被分为骨母细胞型、成纤维细胞型和软骨母细胞
型。骨母细胞型在临床上最为常见，其数量是另外两种类型的一

倍，骨肉瘤也可以表现出一些少见的组织学形式，可以在组织学上类似于骨母细胞瘤、软骨黏液样纤维瘤、透明细胞肉瘤、骨巨细胞瘤和上皮样肿瘤，但这些特殊的组织学类型其生物学特性与普通型骨肉瘤相似，所以在临床上也将其分为普通型骨肉瘤的亚型。毛细血管扩张型骨肉瘤尽管发病部位也常见在长骨的干骺端，但其与其他几个亚型的骨肉瘤相比有非常不一样的特征，它在影像学表现上非常类似于动脉瘤样骨囊肿，但该肿瘤可以表现有恶性骨样基质，可以与动脉瘤样骨囊肿鉴别，但常常在肿瘤中缺乏这一典型的特征，确诊必须通过病理检查，在常规染色的切片上可以看到异型细胞和肿瘤样骨基质形成，毛细血管扩张型骨肉瘤恶性程度非常高，骨质破坏明显，常常在诊断时已出现病理骨折（图4、图5），小细胞型骨肉瘤少见，约占所有类型骨肉瘤的1%，临床表现与尤文氏肉瘤相似，也好发于长骨的干骺端，溶骨性破坏和软组织包块常见，病理特征为小圆形细胞和肿瘤样骨基质，有相似于尤文氏肉瘤的 CD99 染色阳性和 t（11；22）染色体易位。所以有学者认为这一类型的骨肉瘤也可能是Ewing's/PNET 家族中的一个特殊类型，但这类肿瘤的治疗方法是按照骨肉瘤的治疗方案进行治疗的。

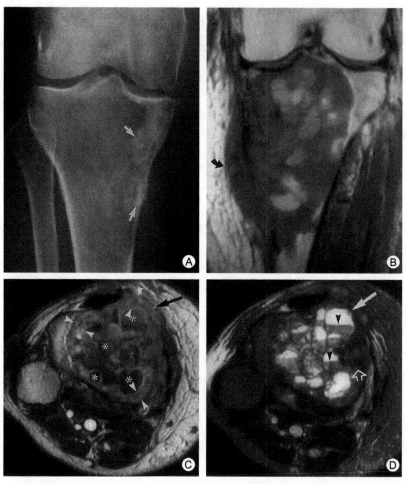

图4 A X射线显示胫骨近端片状低信号区，提示骨破坏，部分区域可见骨矿化的高信
号区（白色箭头）；B MRI T1 加权像显示胫骨近段骨髓腔信号异常，其中有多个信号
增加区提示骨髓腔中有出血，骨皮质破坏并形成软组织包块（黑色箭头）；C MRI T1
加权像胫骨近段横截面显示骨髓腔中多个囊性改变（白色星号），部分侵犯周围软组
织（白色箭头）；D MRI 脂肪抑制 T2 加权像显示胫骨近端横截面骨髓腔中多个液平面
和矿化信号混合（实性箭头），并向周围软组织侵犯（开放箭头）

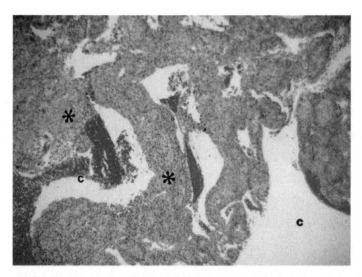

图 5　HE 染色组织学切片显示囊性区域中出血（c 区）和包绕囊性区域的恶性肿瘤（星号）（彩图见彩插 2）

　　低度恶性中央型骨肉瘤好发于股骨和胫骨，在影像学上可表现有硬化缘，也可以表现像纤维结构不良的毛玻璃样结构，但同时可以伴有独具恶性特征的骨皮质破坏；在组织学上，基质纤维化，细胞的异形性不明显，但肿瘤的治疗仍然按照恶性肿瘤的治疗原则，如果肿瘤切除不彻底，有较高的复发率。皮质旁骨肉瘤由 Geschickter 和 Copeland 在 1951 年首次报告，通常这类肿瘤在骨的表面缓慢生长，好发于四肢骨，尤其在股骨下端后侧常见，基本可以确诊是这类肿瘤，在临床上，表现为无痛性生长缓慢的骨性包块，在影像学上常常表现为突出于骨表面的、界限清楚的硬化性包块，肿瘤与骨表面的连接形式多样，如果肿瘤巨大，可以沿骨干生长，也可以环绕骨干，有些肿瘤可侵入骨髓腔，这一特征可以在影像学上与骨软骨瘤相鉴别（图 6A、图 6B）。

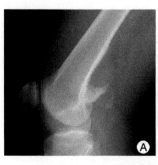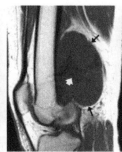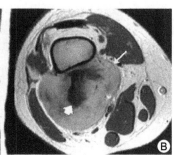

图6 A 皮质旁骨肉瘤的典型 X 射线表现；B 皮质旁骨肉瘤的 MRI 表现

在组织学上，表现为平行排列的成熟骨小梁，类似于骨膜上的新骨形成，可以表现有骨母细胞的排列，但与正常的板层骨结构不同，可以见到轻度异性的梭形细胞，有时可见到类似于骨软骨瘤的软骨帽盖，但不表现有骨质基底。如果这类肿瘤的细胞异型性明显，注意在临床上可能有较高的复发和转移率。骨膜骨肉瘤好发于长骨的骨干，尤其在胫骨常见，临床表现与骨旁骨肉瘤相似，影像学上可见骨膜明显增厚，形成日光放射样骨小梁影垂直于骨干的长轴，可以表现为溶骨或成骨性破坏，在组织学上，有较多的软骨成分，类似于中度恶性的软骨母细胞型骨肉瘤（图7）。

高度恶性表面骨肉瘤好发于长骨表面，生长迅速，疼痛明显。影像学上表现多样，溶骨性改变和成骨性改变可以同时出现，也可以表现为硬化边包绕的软组织包块。在组织学上表现有明显的细胞异形性，骨皮质可以受侵犯。骨外骨肉瘤非常罕见，好发于肢体，也有报告发生在乳腺、心脏和结肠等器官。这类肿瘤起源间叶细胞，可以产生恶性骨样基质，恶性程度较高，可能与放疗有关，治疗原则与软组织恶性肿瘤相同（图8）。

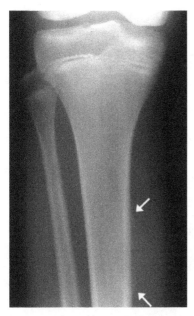 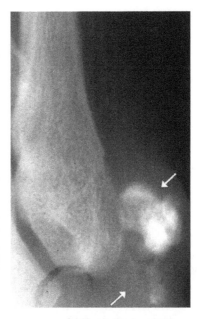

图 7　胫骨中段可见骨皮质的隆起形成类似 codman's 三角样表现（箭头），未见有骨皮质和骨髓受侵犯的白线表现

图 8　X 射线显示腓骨近端软组织内有骨性信号的不规则的包块，骨外骨肉瘤（箭头）

## 8. 肿瘤发生部位的皮温升高、疼痛和骨性包块是最为常见的临床表现

肿瘤发生部位的皮温升高和疼痛是最为常见的临床表现，但在肿瘤发生早期，肿瘤体积较小时，常常是没有症状的，随着肿瘤体积的不断增大，肿瘤侵犯并穿破骨皮质，疼痛将逐渐加重，钝痛、锐痛和持续痛是最常见的疼痛类型，有时疼痛会随着活动量的增加而加剧，但有时也会有静息痛以及疼痛影响患者入睡的现象。由于肿瘤好发于青少年，常常患者或 / 和患者家属会将肿

瘤的疼痛认为是外伤或生长痛，甚至还会用一些早先发生过的外伤来解释疼痛的原因。局部发现包块（肿瘤已形成软组织包块）是骨肉瘤的另一个常见的临床表现。对于低龄儿童患者，不明原因的跛行可能是骨肉瘤的临床表现。基于上述临床表现特点，在肿瘤发生的早期和肿瘤位于比较深的位置如骨盆区时，常常会延误诊断，骨肉瘤一般不表现有全身症状，除非到肿瘤发展到非常严重时会出现发热和体重下降。实验室检查对骨肉瘤的诊断价值不大，但血常规、碱性磷酸酶和乳酸脱氢酶可以作为一个动态观察指标，尤其当后两者逐渐升高时，提示肿瘤进展。

## 9. 骨肉瘤的影像学检查应综合各种影像学技术

骨肉瘤的影像学检查应该综合各种影像学技术，这就要求检查者要充分了解各种影像学检查的特点。X 射线片检查始终是一项最重要的检查，它提供的信息可以帮助诊断和鉴别诊断，评价治疗的反应，发现可能存在的跳跃性病灶。CT 扫描作为观察骨质变化的非常好的检查手段，它对判断骨皮质的状况、治疗前后骨化的数量从而判断治疗效果等均有较大的临床意义，同时 CT 的三维成像技术，CT 结合血管成像技术可帮助了解骨盆、脊柱等复杂解剖部位肿瘤的确切位置、肿瘤与重要血管的关系等，为手术完整、精准和安全地切除肿瘤及重建骨结构提供重要的信息。另外，CT 扫描是评价骨肉瘤肺转移的最有效的检查手段，但是对于较小的肺部结节的良恶性判断尚存在局限性，一组 70

例骨肉瘤患者 CT 检查发现 283 个肺部结节，经过手术切除证实 234 个肺部结节是转移的。另一组 CT 检查发现的 31 个肺部结节经手术证实仅有 14 个是转移病灶。目前认为直径大于 6mm 的肺部结节要考虑是肺部转移，而且大多数的转移病灶是结节状并有钙化，但也存在一些更小的且没有这些典型特征的结节也有可能是转移病灶。所以胸部 CT 检查对骨肉瘤肺转移的诊断也存在局限性。有学者认为，对于骨肉瘤患者 CT 检查发现肺部结节应予以重视，治疗可以按照转移病灶来处理。但也有一些结缔组织肿瘤协会的专家认为，在处理肺部结节前应该做出相应的鉴别诊断。MRI 的出现对骨肉瘤的诊断和治疗评估具有非常重要的意义，这种能提供矢状面、冠状面和横截面的多平面成像技术可提供肿瘤侵犯骨髓和骨外软组织范围的详细解剖信息（图 9）。

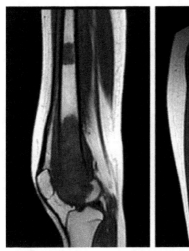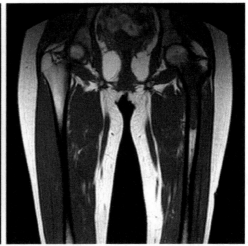

图 9 下肢骨肉瘤的 MRI T1 加权像，可见股骨下端，股骨近端骨髓腔内的异常信号并可见到股骨中段的跳跃病灶

动态增强核磁共振（DCE-MRI）通过检测肿瘤内的血管情况和血管增生的状态来判断肿瘤的治疗效果及复发的情况，对判断患者的预后有一定的帮助。除上述三项最重要的影像学检查手段外，PET-CT 对于发现隐匿性转移灶和复发病灶，引导活检到肿瘤最活跃的区域和评价治疗效果是一种较为有效的检查方法。但对观察原发部位的肿瘤，常规 X 射线和 CT 优于 PET-CT；对于观察骨髓腔和周围软组织的病变情况，MRI 优于 PET-CT；对于观察肺转移，CT 优于 PET-CT。由于 PET-CT 较高的检查费用以及特异性和敏感性相对较低等特点，目前在临床上仍然是一种较少应用的辅助检查方法。PET-MRI 作为一种精确的成像技术已出现在临床，但其对骨肉瘤的诊断和判断术前化疗效果的意义尚不明确，关于影像学方面近年来的详细进展因涉及较多篇幅可以参考著者提供的文献。

## 10. 影像学引导下的穿刺活检技术逐渐成为活检术的首选方式

对于骨肉瘤患者，尽管临床表现和影像学资料可明确提示骨肉瘤的诊断，但是在开始新辅助化疗、手术或辅助性放疗前，必须获得准确的病理诊断。活检术是骨肉瘤患者治疗前必须要完成的诊断手段，在实施活检术前，需要强调的规范如下：①必须是骨肿瘤专科或者是经过活检培训的专科医师实施具体的操作。②充分研究患者的影像学资料，了解活检部位的解剖特点，尤其是相关重要血管和神经的情况，避免或减少活检的并发症；如果准备采用保肢治疗，要充分考虑活检部位与保肢手术时手术通道的无瘤原则。③仔细评价患者的全身及活检局部的情况是否适合实施活检，必要时，在给予相关麻醉的基础上，辅以抗焦虑药、镇痛药，对某些使用特殊抗凝药物的患者，需要在活检前 12 小时停药并在活检后尽快恢复使用；对使用抗血小板药物的患者，应于适当时间停用该药。美国 MD Aderson 癌症中心的经验是：推荐停用阿司匹林 3 ～ 7 天，停用氯吡格雷 3 ～ 5 天。④应该与患者和 / 或患者家属充分讨论并说明活检术的风险和获益，以及选择活检术的具体方法的原因，获得患者和患者家属的知情同意，对一些特殊患者（如低龄和高龄患者），可采用多学科会诊的方式，有助于发现预料之外的问题并加以解决。近年来，经皮穿刺活检术由于其较小的损伤、较快的恢复、对肿瘤的干扰较小、无须住院治疗、不影响术前化疗计划等，特别是采用影像学引导下的穿刺活检提高了穿刺的准确性和安全性的诸多优点，已逐渐成为活检术的首选方式。法国学者报告一组 73 例骨肉瘤患者的穿刺活检，其总的敏感性为 93.1%，特异性为 100%。但穿刺活检术对毛细血管扩张性骨肉瘤诊断效果受到一定限制，一组 26 例该型骨肉瘤患者中，有 9 例患者被诊断为动脉瘤样骨囊肿。

## 11. 骨肉瘤的分期

癌症的分期是明确肿瘤在体内严重程度和判断预后的一种

方法。通过一个好的肿瘤分期系统可以帮助医生们相互交流和评价患者疾病的程度以及判断预后，指导医生们制定相应的治疗方案。目前在临床上最常使用的是美国 Enneking/MSTS 和 AJCC 肿瘤分期系统。在这两个分期系统中，确定如何分期的最重要的两个因素是骨肉瘤的局部特征和是否已有远处转移，获得肿瘤局部特征的重要手段是前面已提到的影像学检查，获得肿瘤远处转移征象的主要手段是 ECT 和 PET-CT。由于肺转移是骨肉瘤最常见的远处转移器官，所以胸部 CT 检查也是一个重要的检查手段。另外，这些分期系统还要依赖病理组织学分级作为分期的依据。肿瘤的分级主要依赖病理分析，通过分析细胞的分化程度、有丝分裂活动的程度、坏死、异型性、微血管侵犯的程度和细胞与基质的比例来判断肿瘤的恶性程度，大多数髓内骨肉瘤为高度恶性，而表面骨肉瘤为低度恶性。肿瘤的大小和部位也是判断肿瘤分期的重要指标，骨组织周围的筋膜、软骨、滑膜和骨膜均是阻碍骨肉瘤生长的解剖屏障，但是当肿瘤恶性程度较高时，可以很容易穿破骨皮质侵入这些屏障形成软组织包块，也预示肿瘤发生转移的风险增大。

　　Enneking 分期系统分为三期，Ⅰ期的肿瘤属于低度恶性，转移的风险较小；不论肿瘤是否侵犯肌肉间隔，预后较好。Ⅱ期肿瘤属于高度恶性，又细分为ⅡA 期和ⅡB 期，前者肿瘤未侵犯肌肉间隔而后者肿瘤已侵入肌肉间隔，Ⅲ期肿瘤已发生远处转移。ⅡA、ⅡB 和Ⅲ期患者恶性程度递增，预后也随之更差。

最新的 AJCC 分期系统分为四期，按 TNM 分期，T 表示肿瘤的大小，N 表示淋巴结受累的程度，M 表示有远处转移。Ⅰ期肿瘤是低度恶性；Ⅱ期是高度恶性，又根据肿瘤的大小分为 A 和 B，< 8cm 为ⅡA 期，> 8cm 为ⅡB 期；Ⅲ期是高度恶性有周围播散或跳跃病灶；Ⅳ期是有远处转移，ⅣA 期是有肺转移，ⅣB 期是有淋巴结或其他部位的转移。

## 参考文献

1. Fletcher CDM，Unni KK.World Health Organization，International Agency for Research on Cancer（2002）Pathology and genetics of tumors of soft tissue and bone. Lyon：LARC Press，2002.

2. Messerschmitt PJ，Garcia RM，Abdul-Karim FW，et al. Osteosarcoma. J Am Acad Orthop Surg，2009，17（8）：515-527.

3. Klein MJ，Siegal GP. Osteosarcoma：anatomic and histologic variants. Am J Clin Pathol，2006，125（4）：555-581.

4. Yarmish G，Klein MJ，Landa J，et al. Imaging characteristics of primary osteosarcoma：nonconventional subtypes. Radiographics，2010，30（6）：1653-1672.

5. Sangle NA，Layfield LJ. Telangiectatic osteosarcoma. Arch Pathol Lab Med，2012，136（5）：572-576.

6. Nakajima H，Sim FH，Bond JR，et al. Small cell osteosarcoma of bone. Review of 72 cases. Cancer，1997，79（11）：2095-2106.

7. Jacobson SA. Early juxtacortical osteosarcoma（parosteal osteoma）. J Bone

中国医学临床百家

Joint Surg Am, 1958, 40-A (6): 1310-1328.

8. Okada K, Frassica FJ, Sim FH, et al. Parosteal osteosarcoma. A clinicopathological study. J Bone Joint Surg Am, 1994, 76 (3): 366-378.

9. Raymond Ak.Surface osteosarcoma. Clin Orthop Relat Res, 1991, 9 (270): 140:148.

10. Wold LE, Unni KK, Beabout JW, et al. Dedifferentiated parosteal osteosarcoma. J Bone Joint Surg Am, 1984, 66 (1): 53-59.

11. Allan CJ, Soule EH. Osteogenic sarcoma of the somatic soft tissues. Clinicopathologic study of 26 cases and review of literature. Cancer, 1971, 27 (5): 1121-1133.

12. Kallianpur AA, Gupta R, Muduly DK, et al. Osteosarcoma of breast: a rare case of extraskeletal osteosarcoma. J Cancer Res Ther, 2013, 9 (2): 292-294.

13. Karagöz Özen DS, Oztürk MA, Selcukbiricik F, et al. Primary osteosarcoma of the heart: experience of an unusual case. Case Rep Oncol, 2013, 6 (1): 224-228.

14. Adamkova Krakorova D, Vesely K, Zambo I, et al. Analysis of prognostic factors in osteosarcoma adult patients, a single institution experience. Klin Onkol, 2012, 25 (5): 346-358.

15. Durnali A, Alkis N, Cangur S, et al. Prognostic factors for teenage and adult patients with high-grade osteosarcoma: an analysis of 240 patients. Med Oncol, 2013, 30 (3): 624.

16. Choyke PL, Dwyer AJ, Knopp MV. Functional tumor imaging with dynamic contrast-enhanced magnetic resonance imaging. J Magn Reson Imaging, 2003, 17 (5):

509-520.

17. Guo J, Reddick WE, Glass JO, et al. Dynamic contrast-enhanced magnetic resonance imaging as a prognostic factor in predicting event-free and overall survival in pediatric patients with osteosarcoma. Cancer, 2012, 118 (15): 3776-3785.

18. Ciccarese F, Bazzocchi A, Ciminari R, et al. The many faces of pulmonary metastases of osteosarcoma: Retrospective study on 283 lesions submitted to surgery. Eur J Radiol, 2015, 84 (12): 2679-2685.

19. Bhattasali O, Vo AT, Roth M, et al. Variability in the reported management of pulmonary metastases in osteosarcoma. Cancer Med, 2015, 4 (4): 523-531.

20. Chaudhry AA, Gul M, Gould E, et al. Utility of positron emission tomography-magnetic resonance imaging in musculoskeletal imaging. World J Radiol, 2016, 8 (3): 268-274.

21. Kaste SC. Imaging pediatric bone sarcomas. Radiol Clin North Am, 2011, 49 (4): 749-765.

22. Bancroft LW. Postoperative tumor imaging. Semin Musculoskelet Radiol, 2011, 15 (4): 425-438.

23. Garner HW, Kransdorf MJ, Peterson JJ. Posttherapy imaging of musculoskeletal neoplasms. Radiol Clin North Am, 2011, 49 (6): 1307-1323.

24. Fox MG, Trotta BM. Osteosarcoma: review of the various types with emphasis on recent advancements in imaging. Semin Musculoskelet Radiol, 2013, 17 (2): 123-136.

25. Kubo T, Furuta T, Johan MP, et al. Percent slope analysis of dynamic

magnetic resonance imaging for assessment of chemotherapy response of osteosarcoma or Ewing sarcoma: systematic review and meta-analysis. Skeletal Radiol, 2016, 45 (9): 1235-1242.

26. Ritter B, Ferguson SM, De Camilli P, et al. A lentiviral system for efficient knockdown of proteins in neuronal cultures [version 1; referees: 2 approved]. MNI Open Res, 2017, 1 (2): 2.

27. Taupin T, Decouvelaere AV, Vaz G, et al. Accuracy of core needle biopsy for the diagnosis of osteosarcoma: A retrospective analysis of 73 patients. Diagn Interv Imaging, 2016, 97 (3): 327-331.

28. Gao ZH, Yin JQ, Liu DW, et al. Preoperative easily misdiagnosed telangiectatic osteosarcoma: clinical-radiologic-pathologic correlations. Cancer Imaging, 2013, 13 (4): 520-526.

29. Enneking WF, Spanier SS, Goodman MA. A system for the surgical staging of musculoskeletal sarcoma. Clin Orthop Relat Res, 1980, 153: 106-120.

30. Stephen B, Edge MD, Carolyn C, et al. The American Joint Committee on Cancer: the 7th Editionof the AJCC Cancer Staging Manual and the Future of TNM. New York: Springer, 2010, 17 (6): 1471-1474.

中国医学临床百家

# 近代骨肉瘤的治疗

## *12.* 新认识、新共识和新尝试

在过去的 40 年，骨肉瘤治疗策略的进步是采用了辅助和新辅助化疗、肿瘤的根治性切除和肺转移瘤的清扫术，已使得患者的长期生存率达到 60%～70%，同时随着对肿瘤切除安全边界的认识和外科肢体重建技术的提高，已使 90% 的肢体、骨盆骨肉瘤患者可以接受保肢手术，使患者的伤残程度明显降低。尽管上述治疗的策略数十年来没有明显的进展，患者的长期生存率也一直处于一个平台期，但是，在化疗、肿瘤的外科治疗、保肢技术及其他的一些辅助治疗如免疫治疗和分子靶向治疗等方面都有了很多新的认识、新的共识、新的尝试，并且做得更加规范。

## *13.* 化疗药物的应用使骨肉瘤预后有了实质性的提高

化疗应用于骨肉瘤的治疗是近四十年发展起来的，在这期

间，无论是化疗药物的研制、化疗的方法、还是化疗的效果等方面，均有了迅猛的发展。特别是新辅助化疗（neo-adjuvant chemotherapy）概念的形成及其规则的应用，使得恶性骨肿瘤的治疗获得了极大进步。化疗已经成为与外科治疗、放射治疗、免疫治疗等同样重要的治疗手段。但是由于骨肉瘤的发病率低，早期的化疗由于多种原因，效果一般。Cortes 最早报告 88 例骨肉瘤，采用阿霉素 90mg/m$^2$ 化疗，5 年存活率达 39%。Norman Jaffe 在 1972 年，采用大剂量甲氨蝶呤（MTX）加四氢叶酸解救（HD-MTX-CF）治疗骨肉瘤，5 年存活率达 42%。之后 Rosen、Winkler 相继报告采用大剂量甲氨蝶呤加四氢叶酸解救，5 年存活率达 48% 和 52%，显示化疗确实提高了疗效。化疗药物的应用使其预后有了实质性的提高，5 年生存率由 20 世纪 70 年代以前的 20% 到现在 60% ～ 70%。通过新辅助化疗，可以使治疗者：①有足够的时间进行保肢手术设计；②化疗诱导肿瘤细胞死亡，促使肿瘤边界清晰化，使得外科手术更易于进行；③对手术后的标本进行坏死率评估，客观的评价所用化疗药物、化疗方案的效果，指导术后辅助化疗方案的修订。

骨肉瘤化疗的原则和方法来自于大量的临床实践，化疗是采用细胞毒药物治疗恶性肿瘤的一种治疗方法，也是当今原发性恶性骨肿瘤最重要的内科治疗手段，分为新辅助化疗、辅助化疗、根治性化疗、姑息性化疗，给药途径有口服化疗、静脉化疗、动脉灌注化疗、隔离肢体热灌注化疗等。对于不可切除的局部晚期或已出现远处转移的原发性恶性骨肿瘤，积极的姑息性化疗有利于减轻症状、延长生存期和提高生活质量。但姑息性化疗需要充分权衡利弊，对于年老体衰、一般状况不佳、多线化疗失败已经证明很难从化疗中获益、预计生存期＜3个月的患者，不推荐继续化疗，否则无法达到姑息舒缓治疗的目的，不仅无法延长生存期，还可能进一步增加患者痛苦、降低生活质量甚至缩短生存期。辅助化疗一般是指在手术控制局部肿瘤后应用抗肿瘤药物来治疗可能转移至肺、骨骼、淋巴和其他部位的微小病灶。在大量的临床实践中已证明辅助化疗对骨肉瘤非常有效，5年存活率有了显著的提高。

## 14. 骨肉瘤辅助／新辅助化疗的药物

一线化疗的药物及建议的药物组合：①阿霉素（ADM）＋顺铂（DDP）；②大剂量甲氨蝶呤（HD-MTX）＋阿霉素（ADM）＋顺铂（DDP）；③阿霉素（ADM）＋顺铂（DDP）＋异环磷酰胺（IFO）＋大剂量甲氨蝶呤（HD-MTX）；④异环磷酰胺（IFO）＋足叶乙甙（EPI）＋顺铂（DDP）。

二线化疗的药物及建议的药物组合（复发／难治性或转移性疾病）：①吉西他滨（GEM）＋多西他赛（TXT）；②环磷酰胺（CTX）＋足叶乙甙（VP-16）；③环磷酰胺（CTX）＋拓扑替康（TPT）；④吉西他滨（GEM）；⑤大剂量异环磷酰胺（HD-IFO）＋足叶乙甙（VP-16）；⑥大剂量甲氨蝶呤（HD-MTX）＋异环磷酰胺（IFO）＋

足叶乙甙（VP-16）。

实施二线化疗后肿瘤继续进展的情况下，目前没有可以推荐的化疗药物，建议选择临床试验或其他治疗。

## 15. 建议标准化疗方案及适应证

建议标准化疗方案经过足够病例的临床研究，疗效已得到循证医学的充分证实，且可以重复，得到普遍承认的治疗方案。使用标准方案时，最好查阅方案报告时的原文，以便确切地了解其正确的剂量、时间间隔、疗程、必需的支持治疗等。标准治疗方案并非长期固定不变，要关注新动态。骨肉瘤化疗的适应证：①新辅助化疗：对于体积较大、级别较高的四肢骨肉瘤、具有较好的局部控制率和生存率的患者建议采用新辅助化疗；②低级别的四肢骨肉瘤、年龄超过 40 岁的高级别四肢骨肉瘤一般不采用新辅助化疗；③手术前临床评估完全缓解（所有肿瘤消失）并不等于真正的治愈，只是完成了化学治疗的第一阶段，必须继续给予充分的巩固强化治疗；④多药联合使用可以使患者得到最大获益，不建议使用单个化疗药物治疗；⑤化疗间隔：术前 2 ~ 6 次（疗程）化疗，持续 8 ~ 12 周，手术后化疗一般不少于 9 次，伤口愈合后即可进行。

## 16. 常用药物的剂量与强度要求

①尽量完成已经公布的高质量恶性骨肿瘤治疗临床研究（标

准方案）的完整的给药次数（疗程），其中包含手术前的诱导缓解化疗（新辅助化疗）和手术后的巩固与强化治疗。②第一次给药要求足量（标准方案剂量范围的上线），调整剂量差不超过5%。③除了儿童，化疗药物的剂量应该根据每一个患者的体表面积，而不是根据其体重来确定。④常用药物剂量：阿霉素，累积剂量 $240 \sim 480mg/m^2$，每次用药 $60 \sim 90mg/m^2$；甲氨蝶呤，累积剂量 $48 \sim 168g/m^2$，每次用药 $12g/m^2$；顺铂，累积剂量 $480 \sim 600mg/m^2$，每次用药 $100 \sim 120mg/m^2$；异环磷酰胺，累积剂量 $30 \sim 96g/m^2$，每次用药 $6 \sim 14g/m^2$。

## 17. 常用药物的给药途径与使用要求

①给药途径以药物说明书为准；②异环磷酰胺可以持续静脉泵入，必须同时使用美司钠（Mesna）保护，给药剂量是异环磷酰胺的60%以上。单独给药总量 $12 \sim 16g/m^2$，分 $6 \sim 7$ 天静脉输入，要求保证尿液碱化；③顺铂，使用前后必须水化3天；④甲氨蝶呤使用前后必须水化3天，高剂量的甲氨蝶呤只有在确保亚叶酸钙解救（给药后6小时开始）和可以监测血药浓度的条件下使用；⑤阿霉素：最大累积剂量不能超出 $450 \sim 550mg^2$，儿童和老年患者容易出现蒽环类药物相关的心脏毒性，应该引起足够的重视。

## *18.* 如何正确地评估术前化疗的反应仍具有挑战性

目前，在临床上如何正确地评估术前化疗的反应仍具有挑战性，因为这关系到骨肿瘤科医生如何根据不同的情况采用相应的手术方法和确定手术的安全切缘。在未能得到肿瘤坏死率的评估前，影像学的评估作为客观指标就显得非常重要，按照美国 MD Anderson Cancer Center 的经验，对于实体瘤疗效评价标准（RECIST）的规则不完全适用于骨肉瘤，因为骨肉瘤的矿化作用，可能在影像学上肿瘤的体积不缩小，反而肿瘤出现钙化表现和清晰的边界可能是化疗有效的表现（图 10）。

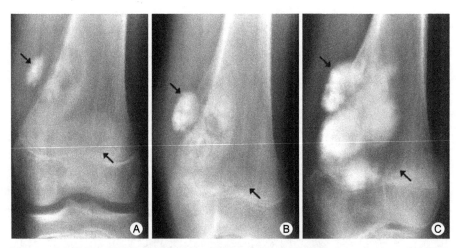

图 10　动态显示在不同化疗阶段股骨下端骨肉瘤的 X 射线表现（A、B、C），病变区逐渐矿化，肿瘤边界逐渐清晰，显示治疗反应良好，肿瘤体积并未缩小（黑色箭头）

所以必须依靠影像学的动态检查来综合判断肿瘤的边缘、大小和血供等方面的变化，因为肿瘤应答通常可能在数个周期的化疗后才表现明显。治疗的选择要考虑：①组织学应答良好的患者（存活肿瘤数占肿瘤区域＜10%），应在广泛手术切除后继续接受几个周期相同方案的化疗；②组织学应答差的患者（存活肿瘤数占肿瘤区域≥10%），可以考虑给予不同的化疗方案进行治疗；③新辅助化疗后进展的骨肉瘤：手术后调整药物继续辅助治疗，或进入二线化疗，或进入临床试验；④术后辅助化疗中或结束后早期（6个月内）复发，二线化疗的作用远不如手术明确，且目前尚无公认的标准治疗方案；⑤化疗对转移性骨肉瘤患者治疗效果较差；⑥复发性骨肉瘤的治疗需考虑复发／转移的时间、转移的数量和位置，复发性或难治性骨肉瘤的治疗策略选择尚不明确，如果肿瘤复发，患者应接受二线化疗和／或手术切除。

## *19.* 二线化疗原则

化疗和／或手术：①能手术完全切除者手术（单个肺转移灶且手术可完全切除／首次 DFS 长达 2 年，化疗无获益的）；②二线化疗／继续使用一线化疗；③化疗＋手术＋/- 靶向治疗；④关于手术时机，手术和化疗的顺序、衔接没有循证医学依据；⑤在一线未使用的药物和一线已使用的个别药物组合时，要求新组合后有协同作用，需要注意适当调整剂量以控制毒副作用；⑥一线方案中使用过的药物如仍有加大剂量的空间，可尝试加大剂量使用，或改变使用方式。一线有效的方案在以下情况可考虑继续使用，如一线化疗后 DFS > 24 个月，二线治疗曾获益且停用 > 6 个月。

## 20. 化疗风险评估的基本要求及关注点

所有可疑骨肿瘤的病例都应在多学科团队中进行讨论，其中包括放射科医师、病理科医师、外科医师、放疗科医师及肿瘤内科医师，这样可尽量降低诊断、分期、风险评估及治疗的出错概率。化疗风险评估的关注点包含：①患者体力状态评分；②蒽环类药物的心脏毒性；③每次 MTX、DDP 使用前的肾小球、肾小管排泄功能及肝功能；④骨髓增生及储备能力；⑤深静脉血栓或高凝状态的监测；⑥胃肠道毒性的耐受性；⑦病理骨折的危险评估；⑧药物监测，如甲氨蝶呤的血药浓度监测是三甲医院必须具备的条件，MTX 给药后 24 小时血中浓度超过 $1 \times 10^{-5}$mol 或 48 小时超过 $1 \times 10^{-6}$mol 时有危险，要加大亚叶酸钙（CF）的量，直至 MTX 的血药浓度到 $1 \times 10^{-8}$mol 以下为止。

## 21. 分子靶向治疗能高效并选择性地杀伤肿瘤细胞

分子靶向治疗（Molecular Targeted Therapy，MTT）是指在肿瘤分子生物学基础上利用肿瘤组织或细胞所具有的特异性结构分子作为靶点，使用某些能与这些靶分子特异结合的抗体、配体等达到直接治疗或导向治疗目的的一大类治疗手段。MTT 实际属于病理生理治疗，也就是封闭肿瘤发展过程中的关键受体和纠正其病理过程，具有很好的分子和细胞的选择性，能高效并选择性地杀伤肿瘤细胞，减少对正常组织的损伤。MTT 可以单独使用也可以与化疗联合使用，分单靶点和多靶点药物，主要有小分子酪氨酸激酶抑制剂（TKIs）和单克隆抗体（McAb）两大类（具体内容可以参见本书骨肉瘤的靶向治疗及相关的临床试验和临床前研究）。

对于二线化疗失败的患者，首先推荐参加新药临床试验，并不盲目推荐后线化疗，若患者身体状况和经济条件许可，三线治疗可以尝试 MTT，但必须事先向患者及家属告知所用药物是否在国内上市，是否在国内外具有骨肿瘤治疗的适应证，是否被国内外骨肿瘤诊治指南或专家共识所推荐。

## 22. 掌握骨肉瘤化疗药物的毒副作用十分重要

在骨肉瘤的化学治疗中，化疗药物通过抑制 DNA 合成、破坏 DNA 的结构与功能、抑制蛋白质的合成及改变机体激素平衡等多方面的作用，达到杀死肿瘤细胞的目的。化疗药物通常是在细胞分裂期杀伤细胞，由于肿瘤细胞与正常细胞在生化代谢、DNA 合成等方面无显著的差异，造成了化疗药物较差的选择性，也就是说化疗药物对相关组织中处于分裂期的正常细胞也有杀伤作用，只不过是轻重程度不同而已。这也正是产生各种不同形式的化疗毒副作用的原因。人们同时注意到化疗药物的毒性是限制其疗效的最重要因素之一。因为随着化疗药物剂量强度的不断增加，虽然可能更有效地控制肿瘤细胞的生长，但同时毒副作用也将增加。化疗药物的毒副作用除了与药物本身及化疗方案有关外，还与患者的全身状况，年龄，以往治疗情况（用药总量、治疗次数、合并放疗），是否合并其他疾病或重要器官功能障碍等有关。一般来讲，全身用药的毒性高于局部给药，一般表现为：动脉＞静脉＞肌内注射＞腹腔＞口腔＞胸腔。因而掌握化疗药毒副作用的诊断、治疗及其预防等方面的知识，对于一个从事恶性骨肿瘤治疗的医务工作者来说，是非常重要也是十分必要的。在临床的实际工作中，医生往往要在疗效和毒副作用之间找一个恰当的平衡点。据美国的统计，因化疗毒副作用及并发症引起的病死率为 3% ～ 10%。

## 23. 化疗毒副作用分级

WHO（1979 年）推荐的化疗药物毒副作用的分度为 0 级、Ⅰ级、Ⅱ级、Ⅲ级、Ⅳ级（表 1）。

表 1　化疗毒副作用分级

| 指标 | 0 级 | Ⅰ级 | Ⅱ级 | Ⅲ级 | Ⅳ级 |
|---|---|---|---|---|---|
| **造血系统毒性反应** | | | | | |
| 血红蛋白（g/L） | ＞ 110 | 95 ～ 109 | 80 ～ 94 | 65 ～ 79 | ＜ 65 |
| 白细胞（×10$^9$/L） | ＞ 4.0 | 3.0 ～ 3.9 | 2.0 ～ 2.9 | 1.0 ～ 1.9 | ＜ 1.0 |
| 粒细胞（×10$^9$/L） | ＞ 2.0 | 1.5 ～ 1.9 | 1.0 ～ 1.4 | 0.5 ～ 0.9 | ＜ 0.5 |
| 血小板（×10$^9$/L） | ＞ 100 | 75 ～ 99 | 50 ～ 74 | 25 ～ 49 | ＜ 25 |
| 出血 | 无 | 瘀点 | 轻度出血 | 严重失血 | 出血致衰弱 |

| 指标 | 0 级 | Ⅰ 级 | Ⅱ 级 | Ⅲ 级 | Ⅳ 级 |
|---|---|---|---|---|---|
| **胃肠道毒性反应** | | | | | |
| 胆红素 | $< 1.25 \times N$ | $(1.26 \sim 2.50) \times N$ | $(2.6 \sim 5.0) \times N$ | $(5.1 \sim 10.0) \times N$ | $> 10.0 \times N$ |
| SGOT/SGPT | $< 1.25 \times N$ | $(1.26 \sim 2.50) \times N$ | $(2.6 \sim 5.0) \times N$ | $(5.1 \sim 10.0) \times N$ | $> 10.0 \times N$ |
| 碱性磷酸酶 | $< 1.25 \times N$ | $(1.26 \sim 2.50) \times N$ | $(2.6 \sim 5.0) \times N$ | $(5.1 \sim 10.0) \times N$ | $> 10.0 \times N$ |
| 口腔 | 无 | 红斑、疼痛 | 红斑、溃疡、可进流食 | 溃疡、只进流食 | 不能进食 |
| 恶心、呕吐 | 无 | 恶心 | 暂时性呕吐 | 呕吐、需治疗 | 难控制的呕吐 |
| 腹泻 | 无 | 短暂性（< 2 天） | 能耐受（> 2 天） | 不能耐受，需治疗 | 血性腹泻 |
| **泌尿系统毒性反应** | | | | | |
| 尿素氮 | $< 1.25 \times N$ | $(1.26 \sim 2.50) \times N$ | $(2.6 \sim 5.0) \times N$ | $(5.1 \sim 10.0) \times N$ | $> 10.0 \times N$ |
| 肌酐 | $< 1.25 \times N$ | $(1.26 \sim 2.50) \times N$ | $(2.6 \sim 5.0) \times N$ | $(5.1 \sim 10.0) \times N$ | $> 10.0 \times N$ |
| 蛋白尿 | 无 | +<br>< 0.3g/100ml | ++ ~ +++<br>0.3 ~ 1.0g/100ml | ++++<br>> 1.0g/100ml | 肾病综合征 |
| 血尿 | 无 | 镜下血尿 | 严重血尿 | 严重血尿伴血块 | 泌尿道梗阻 |
| **心血管毒性反应** | | | | | |
| 节律 | 正常 | 窦性心动过速，休息心率 > 100 次 / 分 | 单灶 PVC（室早）、房性心律失常 | 多灶性 PVC | 室性心律不齐 |

续表

| 指标 | 0级 | Ⅰ级 | Ⅱ级 | Ⅲ级 | Ⅳ级 |
|---|---|---|---|---|---|
| 心功能 | 正常 | 无症状，但有异常心脏征象 | 短暂的心功能不足，但无须治疗 | 有症状，心功能不足，治疗有效 | 有症状，心功能不足，治疗无效 |
| 心包炎 | 无 | 无症状 | 有症状，但无须抽水 | 心包填塞，需抽水 | 心包填塞，需手术 |

**神经系统毒性反应**

| 指标 | 0级 | Ⅰ级 | Ⅱ级 | Ⅲ级 | Ⅳ级 |
|---|---|---|---|---|---|
| 神志 | 清醒 | 短暂时间嗜睡 | 嗜睡，时间不到清醒的50% | 嗜睡，时间多于清醒的50% | 昏迷 |
| 周围神经 | 正常 | 感觉异常及/或腱反射减退 | 严重感觉异常及/或轻度无力 | 不能耐受的感觉异常及/或显著运动障碍 | 瘫痪 |
| 便秘 | 无 | 轻度 | 中度 | 腹胀 | 腹胀、呕吐 |

**呼吸系统毒性反应**

| 指标 | 0级 | Ⅰ级 | Ⅱ级 | Ⅲ级 | Ⅳ级 |
|---|---|---|---|---|---|
| 肺 | 无 | 症状轻微 | 活动后呼吸困难 | 休息时呼吸困难 | 需完全卧床 |

**其他毒性反应**

| 指标 | 0级 | Ⅰ级 | Ⅱ级 | Ⅲ级 | Ⅳ级 |
|---|---|---|---|---|---|
| 发热 | 无 | < 38℃ | 38℃～40℃ | > 40℃ | 发热伴低血压 |
| 过敏 | 无 | 水肿 | 支气管痉挛、无须注射治疗 | 支气管痉挛、需注射治疗 | 过敏反应 |
| 皮肤 | 无 | 红斑 | 干性脱皮、水疱、瘙痒 | 湿性脱皮、溃疡 | 剥脱性皮炎、坏死、需手术 |
| 脱发 | 无 | 轻度脱发 | 中度、斑状脱发 | 完全脱发、可再生 | 脱发、不能再生 |

| 指标 | 0级 | Ⅰ级 | Ⅱ级 | Ⅲ级 | Ⅳ级 |
|---|---|---|---|---|---|
| 感染（特殊部位） | 无 | 轻度感染 | 中度感染 | 重度感染 | 重度感染伴低血压 |
| 疼痛（非肿瘤引起） | 无 | 轻度 | 中度 | 严重 | 难控制 |

N：正常值

## 24. 按时间顺序分级化疗毒副作用非常有意义

按时间顺序： 通常人们习惯将化疗药物产生的毒副作用按照系统分类，但是在临床实践中如果按照化疗毒副作用出现的时间顺序，将其分为急性期、早期、延迟期及晚期毒副作用，这在指导临床工作中是非常有意义的。因为这种分类可以使临床工作者在对患者进行化疗期间，有目的地进行针对性观察，进行相关的各项临床、实验室检查，从而较早地诊断各种化疗并发症，并进行及时的、针对性的治疗，从而使化疗能够顺利地实施，提高患者的治疗效果。

（1）急性期毒副作用：那些出现在给药后 24 小时内的反应称为急性期毒副作用。例如：恶心、呕吐、局部组织坏死、静脉炎、高尿酸血症、肾功能衰竭、过敏、皮疹等，以及由某些药物所致的特殊反应，如环磷酰胺引起的出血性膀胱炎。

（2）早期毒副作用：所谓早期毒副作用是指那些发生在给药数日至数周的反应，如白细胞减少、血小板减少、脱发、胃炎、腹泻、巨红细胞症，以及长春新碱所致麻痹性肠梗阻，顺铂所致的低镁血症、耳毒性，甲氨蝶呤所致的肺浸润、结膜炎等。

（3）延迟期毒副作用：指的是那些发生在给药后数周乃至数月的反应，如贫血、无精、肝细胞损伤、色素沉着、肺纤维化、阿霉素所致的心肌坏死等。

（4）晚期毒副作用：指那些发生在给药后数月乃至数年的反应，如不孕、性腺机能减退、提早绝经、急性白血病、淋巴瘤等其他肿瘤，以及甲氨蝶呤所致肝纤维化、肝硬化、脑病等。

通过这样的分类，我们不难看出纷繁复杂的各类化疗毒副作用在其临床发生的时间上是有一定规律可循的。这就提供给我们一个良好的诊断、治疗及预防的基础，减少盲目性，能够更好地把握化疗的各个阶段来进行治疗。

## 25. 化疗毒副作用后果和转归分类

致死性：重要脏器功能进行性受损，可能导致死亡。

非致死性：停药或对症治疗后能够恢复的各种毒性反应。

可逆性：在停药一段时间后毒性消失，机体可恢复正常。

不可逆性：毒性发生后持续存在，机体不能恢复到正常状态。

## 26. 化疗药所致的毒副作用可按系统分类及对症治疗

下面将恶性骨肿瘤常用化疗药所致的毒副作用按系统就其发生机制、临床表现、实验室检查及治疗等问题分述如下。

（1）过敏反应：在临床工作中，过敏反应（allergic reaction）通常很难预测，而且发生突然，有时危及患者生命。临床医生必须掌握这些相关知识，采取有效的防治措施。许多药物可引起过敏反应，如顺铂、甲氨蝶呤、蒽环类药物等。过敏反应的临床表现复杂多样，严重反应如低血压、喉痉挛、心脏停搏、高血压、呼吸急促和面部水肿等，严重者可导致死亡。其他表现有寒战、发热、皮疹、荨麻疹、血管水肿、剥脱性皮炎等。过敏反应常发生在第 1 次用药后 2 周左右，最早可发生在用药后 15 分钟。主观症状较客观症状更早出现，因此医生必须密切注意患者的自觉症状。顺铂单独使用时引起过敏反应的发生率为 5% 以下，主要表现为 I 型过敏反应，这一反应是由肥大细胞释放的 IgE，亦可能是嗜碱性粒细胞释放的血管活性物质所引起，其临床表现通常为发热、瘙痒、咳喘、呼吸困难、出汗、眼睑肿胀、支气管痉挛、荨麻疹、血压下降。阿霉素使用后可有注射部位的红斑、低血压、荨麻疹，这是由于给药后非特异性的组织胺释放引起的。异环磷酸胺可引起由 IgE 介导的免疫反应，出现荨麻疹、血管水肿、皮疹、支气管痉挛、腹部痉挛性疼痛和低血压等症状。VP-16 引起过敏反应的发生率为 1% ~ 3%，主要表现为 I 型过敏反应，临床表现通常为呼吸困难、胸闷、血压下降、意识障碍、皮疹，当给药速度缓慢时，则症状较少出现。大剂量甲氨蝶吟使用时过敏反应发生率较高，主要表现为Ⅰ型过敏反应，偶有Ⅲ型过敏反应发生，除可引起荨麻疹、血管水肿、皮疹、支气管痉挛、腹部痉挛性疼痛和低血压等过敏反应外，还有可能出现以嗜酸性粒细胞增多为特点的肺炎，多是由于长期反复使用，导致机体产生了相应的抗体所致（主要是 IgE）。紫杉类药物出现轻症过敏反应的发生率为 40%，重症为 2%，主要表现为Ⅰ型过敏反应，临床表现通常为呼吸困难、喉头痉挛、血管性水肿、荨麻疹、面部潮红等，这与血浆游离组胺或赋形剂有关。一旦在化疗时出现上述过敏反应，应及时停药，视其轻重给予对症治疗，考虑再化疗时的用药问题。如过敏反应严重，而该药又非必需药物，则可考虑不再应用该药。对于过敏反应发生率较高，程度较严重的化疗药物需要预防性抗过敏治疗。例如，紫杉类无论剂量大小、滴注时间长短，均必须行抗过敏预处理；局部荨麻疹并非停药指征，但需要严密观察或治疗好转后继续用药；如有全身过敏表现，应立即停药，联合应用 $H_1$ 受体拮抗剂、$H_2$ 受体拮抗剂，并根据病情变化适当应用糖皮质激素、升压药或支气管扩张药。

（2）局部刺激性药物外渗与继发性静脉炎：局部刺激性主要为药物外渗与继发性静脉炎。可引起局部刺激性的药物有阿霉素、MTX、顺铂、VP-16 等。很多化疗药物具有血管刺激性，如MTX，即使并无明显外渗亦可导致继发性静脉炎。这些药物注射到血管外，会造成局部剧烈疼痛、静脉炎、组织坏死或腐烂。

根据渗出的多少，可从红斑到严重坏死，甚至造成肢体断残。抗肿瘤药物渗漏后可局部应用相关解毒剂缓解疼痛，避免溃疡形成，促进损伤的恢复。化学性静脉炎的治疗，目前尚无有效的方法，主要依靠预防。根据继发性静脉炎的临床表现可分为三种类型：①红热型，沿静脉血管走向区域发热、肿胀及疼痛；②栓塞型，沿静脉走向区域变硬，呈条索状硬结，外观皮肤有色素沉着，血流不畅伴疼痛；③坏死型，沿静脉穿刺部位疼痛加剧，皮肤发黑坏死，甚至深达肌层。为了防止药物向外渗出和继发性静脉炎，用药前应仔细观察注射部位组织的完整性及其状态；注药前先向血管内注入 5 ～ 10ml 生理盐水，以确保静脉血管通畅；应选择前臂最容易穿刺的大静脉，切勿靠近肌腱、韧带和关节，避免在有皮下血管或淋巴管部位穿刺及 24 小时内被穿刺过的静脉穿刺点远端再次穿刺化疗；注射化疗药物时应注意观察注射部位有无红斑、水肿或疼痛。目前各骨肿瘤中心均采用深静脉置管（PICC）或输液港，已明显减少化疗药物刺激引起的静脉血管损伤，也减少反复静脉穿刺给患者带来的痛苦，同时也减轻了护士的工作负担。

（3）皮肤与黏膜毒性：应用于恶性骨肿瘤化疗的药物可引起诸如脱发、皮肤坏死、色素沉着以至于指甲改变等皮肤方面的毒副作用，化疗后出现一过性的脱发，以头部最为常见，是接受化疗时常见的副作用，发生率仅次于恶心、呕吐。脱发最早见于化疗后 1 ～ 2 周，2 个月后达到高峰，化疗停止 1 ～ 2 个月开始再生。

临床工作者在化疗时要注意区分引起皮肤改变的诸多因素，并给予适当治疗。如化疗时皮疹的发生，就有很多原因，它可以是化疗药物引起的直接的皮肤毒副作用，但也可以是药物过敏性皮疹，甚至是化疗期间营养状况不良或其他伴行皮肤感染引起的皮疹。阿霉素、环磷酰胺通过作用于毛囊而引起严重的脱发，大剂量的甲氨蝶呤也可引起脱发，但甲氨蝶呤化疗应用甲酰四氢叶酸解救则无脱发的情况发生。对于上述化疗药物引起的脱发，应用性质和缓的以蛋白质为主的洗发剂，避免刺激性强的洗发用品；避免使用电吹风、卷发器、发胶、染发及过分梳头；应用降低头皮温度的方法来减轻其脱发程度。比如，可在给药前或在化疗前10～15分钟用冰帽覆盖整个头皮，持续到用药后50～60分钟来减少毛囊部血运，从而达到降低该部位血药浓度，减少脱发的目的。化疗可引起指甲基底物质的改变。常见的有指甲上横行的色素沉着带，如化疗为持续性则指甲呈均匀色素沉着；如为间断化疗，则呈相间状，条带可呈水平或纵行排列。环磷酰胺和阿霉素可引起这种变化。一般情况下，指甲色素沉着与皮肤色素沉着伴发。

另外，化疗药也可引起胃肠道黏膜广泛损伤，导致胃肠道黏膜弥漫性溃疡、出血，临床上表现为腹痛、呕血、黑便等，急性大出血可致低血压、休克甚至死亡。长期接受化疗的患者，痔疮的发生率也增高，可致大便带鲜血，临床上应特别引起重视。MTX引起的口腔黏膜炎、口腔溃疡、胃炎等临床上比较常见。

MTX 引起胃炎的严重程度与用药频率呈剂量依赖性，其机理主要是 MTX 在腺上皮细胞的积聚。MTX 黏膜炎防治措施如下：①液体疗法：总液量为每日 3000 ml/m²，用药前 12 小时开始输液，持续 36 小时。②尿液碱化：通常在用药前 3 日起口服碳酸氢钠，并在输液过程中随时加用，保持尿 pH > 7。避免 MTX 形成结晶沉淀在肾脏而损伤肾的清除功能。③监测血液 MTX 浓度：用药后24 小时，氨甲蝶呤的血药浓度＜ 10 μmol/L，48 小时应＜ 1μmol/L，72 小时应＜ 0.1μmol/L。④四氢叶酸解救：结束 MTX 用药后8 ～ 12 小时给四氢叶酸解救。⑤门冬酰胺酶可减轻 MTX 毒性，因门冬酰胺酶阻止细胞进入 DNA 合成阶段。⑥向患者介绍有关口腔卫生及护理的常识，每天观察患者口腔内感觉及味觉有无变化；保持口腔卫生，用软牙刷刷牙，选用非刺激性洁牙剂；进食30 分钟后用复方硼酸溶液、3% 碳酸氢钠或 3% 过氧化氢溶液含漱；忌烟酒、避免食用过热、过凉、辛辣、粗糙的刺激性食物。甲氨蝶呤所致的黏膜溃疡用甲酰四氢叶酸局部涂抹以利于愈合，在临床上亦被使用且效果明显，应用亚叶酸钙稀释液（40%）含漱以防止口腔黏膜炎及溃疡，临床应用效果良好。另外对于继发感染的患者应给予抗生素对症治疗。

（4）眼部的毒副作用：在恶性骨肿瘤的化学治疗中，表现在眼部的毒副作用不多见，可一旦出现往往引起患者极大的恐慌，这就要求我们对化疗引起的眼部反应有充分的认识，以利于更好地进行化疗。应当注意的是，有的化疗药因为引起眉毛、睫毛的脱落，致使其保护作用丧失，导致结膜炎及过多流泪等；有的化疗药则因其骨髓抑制作用而导致结膜、视网膜出血性疾患，这应与化疗药所致的直接的眼毒副作用相区别。有报道阿霉素可致流泪及结膜炎；顺铂可致视盘水肿、球后视神经炎，还可致一过性皮质盲，视力可在数小时至数日内恢复；异环磷酰胺可致一过性的视力模糊，但临床检查未见异常，视力可于数小时到数周内恢复正常，大剂量甲氨蝶呤化疗的患者可于化疗后 2 ～ 7 天出现眼部烧灼感、瘙痒、视力模糊、干燥等症状，一般可逐渐恢复正常，但可于再次化疗时复发。另外，大剂量甲氨蝶呤致化疗后一过性皮质盲亦有报道。

（5）心脏的毒副作用：阿霉素是恶性骨肿瘤化疗中最常见的引起心脏毒副作用的药物之一。临床表现有急性和慢性蓄积性心脏损害。急性毒性反应可发生在注射药物后数分钟至数小时，与剂量无关，表现为非特异性心电图变化：T 波平坦、S - T 段降低、室性早搏和室上性心律失常。急性心脏损伤可导致左心功能下降。慢性蓄积性心脏病是剂量限制型心脏病，在总剂量达到某一阶段时发生。一旦发生慢性蓄积性心脏损伤，则不能被修复。一般认为停药后损害可不再进行，但亦有报告患者在停药后 1 年仍能出现心衰，如临床上心肌病变进行性加重，则死亡率达 48%，心电图以低电压为特征。阿霉素引起的心肌病发生率在 0.4% ～ 9.0%。影响阿霉素所致心肌病的因素很多，除剂量外，给药方案、患者年龄（儿童 / 老年人）、预激综合征的存在、慢性心脏毒性与剂量呈线性关系，目前仍将累积剂量限制在 $< 550mg/m^2$ 为安全界线。慢性心脏病表现为充血性心衰，如可有乏力、气促、呼吸困难、双下肢水肿等表现。防治：①用药前监测心脏状态。②用药前或同时期使用保护心脏的药物，如辅酶 $Q_{10}$、维生素 E、维生素 C、ATP、肌苷等。③ 24 小时缓慢注射，可降低血药浓度，为 1 小时注射时的 1/10，但却可提高细胞内浓度，从而减轻毒副作用。另外，也可用静脉泵 72 小时连续输注，可减轻对心脏的毒性作用。④有心脏损害后可用皮质激素、洋地黄制剂如地高辛，出现充血性心力衰竭时，治疗上首先停药。然后按常规的慢性心力衰竭治疗原则进行治疗。另外还有人报道，68% 的患者有亚临床心功能改变且持续数年，需通过多种手段检测，如系列胸片、心电图、心肌酶测定、超声心动、心肌放射性核素显像及心肌穿刺活检等。

（6）肺部的毒副作用：接受化疗的患者往往在停药后 1 ～ 3 个月内出现干咳、静息时呼吸困难、发热、发绀等症状，查体双肺底部可闻及啰音，有时还可闻及胸膜摩擦音，X 射线片上可见双侧肺底部的浸润灶，严重的可有肺叶实变，影像学上应注意与肺部转移灶相鉴别。先于或与影像学改变同时出现的还有血气分析中低氧、低碳酸血症。甲氨蝶呤所致肺部的毒副作用有延迟性肺实变、非心源性肺水肿和急性胸膜炎性胸疼综合征，也可引起自发性气胸，表现为突发的胸痛、咳嗽，严重的表现为呼吸困难、发绀等，胸部平片可明确诊断。轻者可不予处理而自行恢复，严重的可行胸腔闭式引流术。头疼不适常为延迟毒性反应的先驱症状，继之出现干咳、发热、呼吸困难等。1/2 的患者外周血的嗜酸性粒细胞增加，1/3 的患者可有气促、胸膜摩擦音等，1/2 的患者可出现发绀。早期 X 射线示中下肺野间质浸润性病变，随后可有肺泡浸润、低氧血症和低碳酸血症等。甲氨蝶呤所致的肺实变与剂量、年龄、性别、是否应用甲酰四氢叶酸及是否于用药前后放疗无关，但与给药计划有关，每天或每周用药较每 2 ~ 4 周给药者发生率高。对于出现上述并发症的患者，无论是否给予特殊用药或停药，大多数可在 1 ~ 6 周内恢复正常，但亦有致死者。治疗上以肾上腺皮质激素为主，恢复后可继续甲氨蝶呤治疗。非心源性肺水肿在给药后 6 ~ 12 小时发作，可急性致死。胸膜炎性胸痛主要是由于胸膜渗出、气胸或局部肺塌陷所致。在大剂量甲氨蝶呤化疗的患者中，不到 10% 的患者在 2 ~ 6 次化疗后有此疾患发生，以右胸疼痛为主，左侧及双侧亦有报道。查体可闻及胸膜摩擦音，症状一般持续 3 ~ 5 天后缓解，此后的治疗中可再次出现。X 射线可见叶间胸膜增厚，以右肺中叶为著。

（7）胃肠道毒副作用：由化疗引起的恶心、呕吐等一系列胃肠道反应，现在已被越来越多的临床工作者重视。因为它可以导致患者厌食、营养不良、恶病质，有的患者甚至会因为这些而拒绝进行化疗。化疗药物引起患者呕吐一方面是由于化疗药物直接刺激延髓的呕吐中枢，另一方面药物刺激肠道的嗜铬细胞释放 5- 羟色胺（5-HT）。5-HT 作用于延髓呕吐中枢，同时也可作用于小肠的 5-HT$_3$ 受体，通过迷走神经传至延髓呕吐中枢的化学感受器触发带，继而兴奋延髓的呕吐中枢。顺铂是最强的催吐剂，顺铂所致的恶心、呕吐与剂量无关，多于给药后 1～6 小时发生，持续数天，几乎所有接受顺铂化疗者均可发生。甲氨蝶呤所致的恶心、呕吐与剂量相关，当使用大剂量甲氨蝶呤治疗骨肉瘤时，75% 的患者有此症状。阿霉素也可导致恶心、呕吐。现简要列举几种治疗方法：①氯丙嗪 10～20 mg 口服，每 4～6 小时 1 次；25～50 mg 肌内注射，间隔 3～4 小时 1 次。②普鲁氯哌嗪 5～10 mg 口服，每 4～6 小时 1 次；10～50 mg 肌注，间隔 3～4 小时 1 次。③氟哌啶醇 2.5～10.0 mg 肌注，每 4～6 小时 1 次；1.0～2.5 mg 静脉点滴，间隔 1 小时 1 次。④甲氧氯普胺 1～2 mg/kg 静脉滴注，间隔 3～4 小时 1 次。⑤昂丹司琼 8 mg，静脉滴注，1 日 1 次。大剂量的 MTX 有时可以引起血性腹泻。腹泻发生的机制可能是化疗药物引起肠黏膜完整性破坏，导致肠道吸收障碍，使糖类等食物肠内发酵及肠内渗透压增加，导致肠胀气、肠痉挛、细胞间质外液体渗透至肠腔，导致腹泻的发生。每日超过 5 次或出现血性腹泻时应立即停止化疗并需要及时对症治疗；轻者停止化疗或应用止泻药即可停止；腹泻次数较多或年老体弱患者需要补充足够的能量，维持水及电解质平衡，尤其要防止低钾的发生；大便培养阳性者应予抗感染治疗，主要是针对大肠杆菌感染。在护理上，饮食调整：进食高蛋白、高热量、少渣食物，避免对胃肠道有刺激的饮食；避免进食产气性食物如糖类、豆类、碳酸饮料等；严重腹泻时，应先进流质，待腹泻停止后逐渐改为半流质直至普食。肛门护理：排便后用温水及软性肥皂清洗肛门，并保持肛门部干燥；表面涂氧化锌软膏，防止局部皮肤受损；严重者可用高锰酸钾液坐浴。注意大便的次数和性质，如有异常留标本送检，疑有感染需行培养。

（8）肝脏的毒副作用：化疗药引起的肝功能损害是降低化疗药物剂量强度的一个重要原因，在临床工作中应予充分重视。化疗前后的肝功能检查是非常重要的，必要时应停用或换用化疗药。肝脏损害的原因有：化疗药物或其代谢产物对肝细胞的急性、直接作用，导致肝细胞坏死；化疗药物如MTX导致的肝脏纤维化；抗肿瘤药物引起肝静脉内皮细胞损伤，导致非血栓性静脉闭塞，进而发生小叶中心出血，肝细胞坏死。骨肿瘤化疗引起肝脏损害的药物主要是MTX。药物性肝功能损害主要表现为血清酶学改变，如谷丙转氨酶、碱性磷酸酶、γ-谷氨酰转肽酶等显著升高，而临床症状不甚明显。短期内出现的肝功能损害多为一过性，停药后可自行恢复。病理证明为非特异性肝损害，如脂肪变、局限性肝炎、部分纤维化。因酸性药物影响MTX的排泄，增加其毒性，而保肝药物多为酸性药物，化疗期间应避免应用。甲氨蝶呤所致急性肝细胞损伤在缩短给药周期如每3周用药改为每周用药后可减少，这可能是由于前次化疗残留的甲酰四氢叶酸作用的结果。大剂量MTX化疗的骨肉瘤患者，可出现凝血酶原时间延长及V因子、Ⅷ因子水平减低，另有约1/3患者出现

VitK 依赖的凝血因子减少，此时可持续 24 小时给予肝素 200U。

（9）泌尿系统毒性作用：肾脏的毒副作用：很多化疗药物是经过肾脏排出体外的，因而化疗药造成的肾毒性直接关系到这些药物在体内的蓄积，并因蓄积引起其他相关的毒副作用，所以了解化疗药的肾毒性在临床工作中非常重要。①化疗药物的直接肾脏毒性作用：顺铂是骨肿瘤化疗中最常引起肾损害的药物之一，它所引起的肾损害与剂量相关，氮质血症发生于 25% ~ 30% 接受 $50mg/m^2$ 顺铂的患者，大剂量顺铂则有严重的毒副作用，它主要造成严重的肾小管坏死。实验室检查可见 BUN 升高、肌酐清除率下降。既往有肾功能障碍或化疗同时给予有肾毒性的抗生素（如氨基糖甙类）的患者，肾功能衰竭发生的风险增高。因为顺铂造成肾对镁的重吸收障碍，而导致的低镁血症、低钙血症，也是顺铂肾毒性的表现之一。另外在 COSS-82 方案中，顺铂（$120mg/m^2$）与阿霉素（$30mg/m^2 \times 2$）合用，肾毒性的发生率上升，顺铂应适当减量，且需在第 3 天后继续水化及给药，促进药物在肾脏的排泄，以减少肾毒性。水化、甘露醇、利尿剂的使用等是减低顺铂毒性的很有效的方法。多次的顺铂化疗可产生慢性肾衰，治疗比较棘手。对于低镁、低钙血症则应适当给予补充电解质及支持疗法。甲氨蝶呤也是主要经尿排出的。在酸性条件下，它易于结晶沉积于肾小管和集合管内，从而产生肾毒性，使尿素氮（BUN）升高、肌酐清除率下降以致肾功能衰竭。虽有甲酰四氢叶酸的解救，中等剂量的甲氨蝶呤（$200mg/m^2$）仍可产生严重的肾毒性，甚至致死。用药后 12 小时至 1 周左右出现腰疼痛，应警惕肾毒性的发生。一般甲氨蝶呤所致的一过性肾衰竭多可在停药后 2～3 周内恢复正常。治疗上，碱化尿液及利尿是防止甲氨蝶呤肾毒性的有效方法。应当注意的是甲氨蝶呤的肾毒性造成其排泄延迟，将导致该药在其他系统中的毒副作用增加，因此在治疗上应给予注意，并加用甲酰四氢叶酸治疗。化疗前评估患者的肾功能，常用的指标为：BUN、血清肌酐、$\beta 2$ 微球蛋白等；对有多年高血压、糖尿病的老年患者，慎用或减量使用肾毒性强的化疗药；使用 DDP 等肾毒性强的药物时，要求应用前、应用后 6 小时内尿量保持在 150～200ml/h，在用药后的 2～3 天内维持尿量 100ml/h 以上；如胸、腹腔用药，水化需要 5～7 天；使用 MTX 前一天水化、碱化尿液（pH＞7.4）至化疗结束后 3 天，最好同时监测血药浓度；对于肿瘤负荷较大、化疗敏感的肿瘤进行大剂量化疗时，应同时合用促进尿酸排泄的药物。一旦发现肾功能异常，建议在使用利尿剂的同时合用肾血管扩张剂、抗氧化剂、碱性药物，保持尿液呈碱性且每日尿量应＞3000ml。②高尿酸血症：高尿酸血症肾病是尿酸结晶堵塞远端肾小管的结果。正常肾脏每天可排出尿酸 500mg，血浆中尿酸含量约为 0.02g/L，正常时尿酸的排泄与 pH 及离子化状态密切相关。当 pH＜5.5 时尿酸呈非离子化状态，使尿酸沉淀引起结晶。化疗时大量细胞溶解，释放大量尿酸，故在治疗前应采取措施防止肾功能衰竭。大量输液可防止尿酸在尿液中过饱和，应用碳酸氢钠以碱化尿液可防止尿酸沉淀。别嘌呤醇可以消耗嘌呤氧化酶，从而抑制尿酸的形成。总之，化疗前后的肾功能监测非常重要，同时电解质的监测也不容忽视。肾功能衰竭时可应用血液透析。③出血性膀胱炎：在应用大剂量 CTX 时，高达 40% 患者可出现出血性膀胱炎，而用一般剂量时约有 10% 的发生率，这是因为 CTX 代谢产物丙烯醛能引起泌尿系统上皮细胞的损害，因此必须加以稀释并使之迅速排出。充分的补液可减轻出血性膀胱炎，在输注 CTX 前先要超过人体需要量补液，目的是保证充足的肾脏排尿。另外在应用 CTX 前后皆可用呋塞米每次 $15mg/m^2$ 静脉给药。应用美司钠可与丙烯醛在体内形成无活性的产物，可有效地防止出血性膀胱炎的发生。美司钠仅在尿中有活性，且不干扰环磷酰胺的抗肿瘤作用。异环磷酰胺在临床应用中疗效好，而毒性小，目前应用较多。

（10）血液系统的毒副作用：阿霉素、甲氨蝶呤及顺铂均对骨髓有不同程度的抑制作用，这往往是被迫停药或减量的最常见原因。受影响最大的是白细胞，特别是粒细胞的减少更为明显，随着用药剂量的增加，血小板和红细胞也可有不同程度的下降。骨髓抑制出现的时间多在化疗停药后 5 ～ 7 天开始，10 ～ 14 天左右恢复。当粒细胞少于 $1.5 \times 10^9/L$ 时，容易发生感染，当粒细胞低于 $0.5 \times 10^9/L$ 时危险更大。用于恶性骨肿瘤化疗的药物几乎均能产生造血系统（骨髓抑制）的毒副作用，只不过出现的时间与程度不同而已。由于骨髓血细胞寿命不同，如红细胞为 120

天，血小板为 5 ～ 7 天，粒细胞为 6 ～ 8 小时，所以化疗后最先出现中性粒细胞的减少，然后出现血小板减少，直到化疗后期才会引起贫血。一般情况下，甲氨蝶呤多在给药后 7 ～ 14 天产生严重的骨髓抑制，14 ～ 21 天恢复；大剂量顺铂多在给药后 14 天左右产生轻、中度骨髓抑制，21 天左右恢复；阿霉素可于给药后 6 ～ 13 天产生较严重的骨髓抑制，21 ～ 24 天恢复。因此，在化疗时，对一般状况较差、近期做过化疗或放疗的患者应密切观察。用药期间可进行必要的支持疗法，如加强营养、给维生素及生血药等。粒细胞刺激因子可刺激骨髓释放白细胞，能够有效地预防或降低白细胞减少症的发生。当白细胞低于 $3 \times 10^9/L$，血小板低于 $50 \times 10^9/L$ 时应考虑停药。一旦出现骨髓抑制可采取小量多次输入新鲜血，应用抗生素预防感染。当白细胞＜ $1000/mm^3$ 伴发热时，需应用广谱抗生素治疗，必要的血培养、药敏试验是指导临床用药的良好方法。严重骨髓抑制的患者应隔离。严重粒细胞减少的患者，如在 48 ～ 72 小时对抗生素治疗无反应或感染进一步恶化时，应输入粒细胞。应该注意的是，当合并真菌感染时应选用相应的抗真菌药物治疗。人类粒细胞集落刺激因子直接刺激中性粒细胞的前体扩增，增加中性粒细胞的功能。最近发现一些能促进血小板生成的因子，如血小板生成素、白介素 –11 等，这些细胞因子通过基因重组技术生成，初步临床实验表明能减轻化疗引起的血小板减少，促进血小板水平提高。当发生严重的血小板减少时，通常需要输血小板控制病情。贫血一般不太严重，不必输血治疗。

（11）神经系统毒副作用：在骨肿瘤化疗中，神经系统毒副作用的临床表现是多种多样的。在骨肉瘤化疗中，有报道静脉滴注甲氨蝶呤数小时～20天（平均6天）可出现突然发作的脑白质病变（有时伴头疼）。一般为偏瘫伴语言障碍，有时出现惊厥、癫痫状态，需抗惊厥治疗。一般无永久性神经损害，这可能是由于甲氨蝶呤蓄积、初次甲酰四氢叶酸解救延迟造成的。甲氨蝶呤对二氢叶酸还原酶的作用，影响了一系列的生化改变，这可能是导致这一神经毒副作用的原因。另外，大剂量甲氨蝶呤化疗的骨肉瘤患者，还可出现"类中风"综合征，表现为失语或偏瘫，有时伴癫痫发作，一般在化疗的前三个疗程出现，不复发，几天内可缓解，这可能是由于肺内微小转移灶坏死引起脑栓塞造成的。顺铂所致的耳毒性已被注意到，主要表现为外周感觉神经病变：肢端感觉减退和/或感觉异常，伴或不伴痉挛，常由寒冷所触发；30%为听力障碍，外周感觉神经病变。听力障碍呈剂量依赖，一般可在停药后逐渐恢复。化疗时水化、甘露醇利尿对于减少这一毒性的发生是有效的。以恶心、呕吐、共济失调为表现的前庭毒性亦有报道，但很少见。顺铂引起的外周神经病变，多为对称的，四肢末端呈手套或袜套样分布的感觉异常，有时有书写困难或步态障碍，可能是由于本体感受器异常所致。腱反射减弱多在顺铂蓄积210～825mg/m$^2$时出现。有5%～30%接受异环磷酰胺化疗的患者可产生代谢性脑病，临床上可表现为精神错乱、视力模糊、缄默症、癫痫发作，有时甚至可有昏迷，多可于停药后 48 ～ 72 小时自行恢复，但也有停药 10 周后仍有持续性精神病理症状的表现，如幻视、幻听、急性精神错乱等，有的甚至可以致死。另外该药还可产生锥体外系症状，停药后给予苯海拉明 25mg，静脉滴注，此后每遇发作给予 12.5mg 或 25mg，3 ～ 5 天后缓解。

（12）生殖系统的毒副作用：由于很多肿瘤患者存活时间较短，故生殖系统的毒副作用往往不被重视。但是随着恶性骨肿瘤综合治疗的发展，生存率不断提高，且很多恶性骨肿瘤发病在青少年时期，因此对生殖系统毒副作用的认识成为临床工作者必须掌握的知识。研究表明精原细胞对顺铂和阿霉素敏感，阿霉素可导致暂时无精，大多数患者在完成化疗 1 ～ 2 年后可恢复。应用顺铂（600mg/m$^2$）的患者，43% 可恢复正常的精子水平，低药量者则 95% 可于停药 30 个月后恢复正常，高剂量顺铂（≥ 600mg/m$^2$）可致长期不育症。

（13）致癌、致畸的毒副作用：正如生殖系统毒副作用一样，随着生存率的提高，致畸、致癌也应得到临床工作者的重视。有报道小儿恶性骨肿瘤患者，化疗后继发新生肿瘤的发生率较高。Orazi 报道了骨肉瘤患者应用阿霉素、环磷酰胺与化疗后继发恶性急性单核细胞性白血病。甲氨蝶呤通过导致肝纤维化而产生肝细胞癌的病例亦有报道。

## 27. 化疗罕见急诊的诊断与处理经验

化疗是肿瘤治疗的重要手段之一，常见的化疗毒副作用一般能够做到预防、诊断和处理，但是某些罕见急症、重症（≤1%）容易被忽略或未引起足够的重视，若在化疗过程中发生，后果往往严重。肿瘤的化疗过程中，化疗急症可能出现在呼吸、循环、消化等多个系统中，下面分系统介绍与骨与软组织肿瘤相关的化疗药物可能引起的各种急症的诊断以及相关的治疗。

（1）呼吸循环系统急症：常见的呼吸循环系统急症有急性呼吸窘迫综合征、致命的心律失常、自发性气胸、致命间质性肺炎、化疗相关性急性肺炎与体质特异性药物反应等。①急性呼吸窘迫综合征：可能引发的化疗药物有：甲氨蝶呤、吉西他滨、多西他赛。当患者使用这类药物后出现顽固性低氧血症，胸片检查提示肺部弥漫性渗出，出现呼吸困难，并且无左心衰竭的迹象时应该考虑出现急性呼吸窘迫综合征。应立即停药，予以患者机械通气并辅以相关的支持治疗。②致命心律失常：可能引发的化疗药物有：紫杉醇、阿霉素类、异环磷酰胺、顺铂。当患者使用这类药物后出现晕厥、胸痛、心悸，予以行心电图检查可明确。出现后应立即停药，纠正水电失衡，心电监护24小时，重症时药物治疗，必要时起搏器。使用顺铂前后纠正低镁、低钾可降低心律失常的发生率。③自发性气胸：可能引发的化疗药物有：肉瘤常用化疗药。当患者使用这类药物2～7天后，反复出现突发胸痛并伴呼吸困难，可通过行胸片检查明确诊断。相应的处理包括穿刺抽气与闭式引流，必要时可行手术治疗。④致命间质性肺炎：化疗相关性急性肺炎与体质特异性药物反应。可能引发的化疗药物有：甲氨蝶呤、环磷酰胺。当患者出现干咳、呼吸困难、低热、意识模糊、寒战及低血压时，听诊可闻及双肺底爆裂音，行胸片检查提示肺底渗出及毛玻璃样改变时提示上述急性药物反应。应立即静脉滴注大剂量甲波尼龙或口服波尼松60～100mg/d，同时予以患者扩容，使用血管加压药、抗组胺药物与大剂量激素。

（2）消化系统急症：常见的消化系统急症有中性粒细胞减少性盲肠炎、中毒性巨结肠与急性胰腺炎。①中性粒细胞减少性盲肠炎：可能引发的化疗药物有：紫杉醇、顺铂、蒽环类。当患者出现有下腹疼痛、发热，血常规检查示粒细胞减少，CT或超声检查示超声肠壁增厚、结肠周围炎、肠壁囊样积气、腹水时可诊断。相应的治疗为：禁食，使用抗生素及集落细胞刺激因子，加重必要时手术治疗。②急性胰腺炎：可能引发的化疗药物有：紫杉醇、异环磷酰胺、顺铂等。当患者出现恶心、呕吐及上腹痛时，血液检查淀粉酶、脂肪酶超过正常范围三倍时可诊断。以保守治疗为主，禁饮禁食，静脉补液，镇痛和肠外营养。

（3）血液系统急症：急性溶血性贫血可能引发的化疗药物有顺铂和卡铂等。患者出现以下临床表现：急性背痛、发热、寒战、呼吸困难、心衰加重、黄疸和尿色加深。血液检查提示：血红蛋白下降、球形红细胞下降、间接抗球蛋白阴性、直接抗球蛋白阳性，并存在特异性抗 IgG 抗体时可诊断。治疗方法为：立即停药，大量输液，抗感染，输血。若患者病情加重可应用大剂量激素，行血浆置换。

（4）神经系统急症：常见的神经系统急症有脑血管事件和可逆性后脑白质脑病综合征。①脑血管事件：可能引发的化疗药物有顺铂和 MTX 等。当患者出现脑血管病症状和体征时，应立即予以行 CT 或 MRI 检查，在检查提示卒中迹象并排除肿瘤脑转移后可诊断，可予以对症治疗，纠正高血压等危险因素。②可逆性后脑白质脑病综合征：可能引发的化疗药物有顺铂、MTX 和异环磷酰胺等。当患者出现突发头痛、行为改变或意识状态改变、癫痫发作和视力改变时，行 MRI 检查示对称性顶枕部白质水肿时可诊断。治疗方法为去除致病因素（如高血压）。

（5）急性血管事件：常见的急性血管事件有急性动脉阻塞和急性肠系膜缺血。①急性动脉阻塞：可能引发的化疗药物有以顺铂为基础的化疗方案。当患者出现逐渐加重的剧痛、麻木、患肢苍白、发凉、脉搏消失、毛细血管再充盈减弱、皮肤花斑或瘫痪时，应立即行超声及血管造影检查，可明确诊断。治疗方法有：抗凝治疗（静脉用肝素），必要时手术取栓，血管再通。如无禁忌可溶栓。②急性肠系膜缺血：可能引发的化疗药物有：顺铂、MTX、环磷酰胺。当患者出现急性发作腹痛时（腹膜炎体征），可行 CT 血管成像确诊，部分通过开腹手术确诊。治疗方法：大量补液、使用抗生素和必要时急诊手术处理。随着肿瘤发生率的增高和化疗药物的广泛应用，对罕见危及生命的急症要有充分的认识，及时发现，早期诊断和处理，医护人员在行化疗治疗前必须对化疗急症的严重性、原发肿瘤的情况以及是否继续化疗进行单独评估，以降低各类化疗副作用的发生率。

总之，通过对化疗药物毒副作用的分析讨论，使我们认识到：不要因惧怕化疗药物的毒副作用而随意减少药物的剂量或延长给药间期，影响化疗的效果；同时也不能单纯强调化疗效果而忽视化疗毒副作用的存在，引起本可避免的毒副作用，造成不必要的医源性损害。

## 参考文献

1. Friebele JC，Peak J，Pan X，et al. Osteosarcoma：a mata-analysis and review of the literature. Am J Orthop，2015，44（12）：547-553.

2. Ferrari S，Palmerini E. Adjuvant and neoadjuvant combination chemotherapy for osteogenic sarcoma. Curr Opin Oncol，2007，19（4）：341-346.

3. Ferrari S，Smeland S，Mercuri M，et al. Neoadjuvant chemotherapy with high-dose Ifosfamide，high-dose methotrexate，cisplatin，and doxorubicin for patients with localized osteosarcoma of the extremity：a joint study by the Italian and Scandinavian Sarcoma Groups. J Clin Oncol，2005，23（34）：8845-8852.

4. Winkler K，Beron G，Kotz R，et al. Neoadjuvant chemotherapy for osteogenic sarcoma：results of a Cooperative German/Austrian study. J Clin Oncol，1984，2（6）：

617-624.

5. Link MP, Goorin AM, Miser AW, et al. The effect of adjuvant chemotherapy on relapse-free survival in patients with osteosarcoma of the extremity. N Engl J Med, 1986, 314（25）：1600-1606.

6. Eilber F, Giuliano A, Eckardt J, et al. Adjuvant chemotherapy for osteosarcoma：a randomized prospective trial. J Clin Oncol, 1987, 5（1）：21-26.

7. Link MP, Goorin AM, Horowitz M, et al. Adjuvant chemotherapy of high-grade osteosarcoma of the extremity. Updated results of the Multi-Institutional Osteosarcoma Study. Clin Orthop Relat Res, 1991, 270：8-14.

8. Meyers PA, Heller G, Healey J, et al. Chemotherapy for nonmetastatic osteogenic sarcoma：the Memorial Sloan-Kettering experience. J Clin Oncol, 1992, 10（1）：5-15.

9. Bramwell VH, Burgers M, Sneath R, et al. A comparison of two short intensive adjuvant chemotherapy regimens in operable osteosarcoma of limbs in children and young adults：the first study of the European Osteosarcoma Intergroup. J Clin Oncol, 1992, 10（10）：1579-1591.

10. Souhami RL, Craft AW, Van der Eijken JW, et al. Randomised trial of two regimens of chemotherapy in operable osteosarcoma：a study of the European Osteosarcoma Intergroup. Lancet, 1997, 350（9082）：911-917.

11. Fuchs N, Bielack SS, Epler D, et al. Long-term results of the co-operative German-Austrian-Swiss osteosarcoma study group's protocol COSS-86 of intensive multidrug chemotherapy and surgery for osteosarcoma of the limbs. Ann Oncol, 1998,

中
国
医
学
临
床
百
家

9 (8)：893-899.

12. Bacci G，Ferrari S，Bertoni F，et al. Long-term outcome for patients with nonmetastatic osteosarcoma of the extremity treated at the istituto ortopedico rizzoli according to the istituto ortopedico rizzoli/osteosarcoma-2 protocol：an updated report. J Clin Oncol，2000，18 (24)：4016-4027.

13. Bacci G，Briccoli A，Ferrari S，et al. Neoadjuvant chemotherapy for osteosarcoma of the extremity：long-term results of the Rizzoli's 4th protocol. Eur J Cancer，2001，37 (16)：2030-2039.

14. Lewis IJ，Nooij MA，Whelan J，et al. Improvement in histologic response but not survival in osteosarcoma patients treated with intensified chemotherapy：a randomized phase III trial of the European Osteosarcoma Intergroup. J Natl Cancer Inst，2007，99 (2)：112-128.

15. Meyers PA，Schwartz CL，Krailo MD，et al. Osteosarcoma：the addition of muramyl tripeptide to chemotherapy improves overall survival--a report from the Children's Oncology Group. J Clin Oncol，2008，26 (4)：633-638.

16. Nataraj V，Batra A，Rastogi S，et al. Developing a prognostic model for patients with localized osteosarcoma treated with uniform chemotherapy protocol without high dose methotrexate：A single-center experience of 237 patients. J Surg Oncol，2015，112 (6)：662-668.

17. Luetke A，Meyers PA，Lewis I，et al. Osteosarcoma treatment - where do we stand? A state of the art review. Cancer Treat Rev，2014，40 (4)：523-532.

# 骨肉瘤的靶向治疗及相关的临床试验和临床前研究

## *28.* 靶向治疗前景广阔

随着 DNA 测序技术的不断发展与运用，对肿瘤各类蛋白信号通路认识的逐渐深入，遗传学和免疫学的发展孕育了肿瘤靶向药物及靶向治疗的出现，自 1997 年利妥昔单抗作为第一个靶向治疗药物被美国 FDA 批准用于临床的 20 年来，截止于 2016 年，约有 100 多个临床试验针对骨肉瘤患者，其中 58 项试验专门针对骨肉瘤的靶向治疗。在新药开发领域，目前有 1/3 以上的新药是靶向药物，靶向药物在全球的销售额已超过 500 亿美元 / 年，获得美国 FDA 批准的靶向药物已达 72 个，同时获得美国和中国 FDA 批准的靶向药物有 20 个，只获得中国 FDA 批准的靶向药物有 4 个。由于骨肉瘤的生物学特点及其发生发展的分子机制非常复杂，主要表现在具有复杂的基因组型、极不稳定的基因图谱、多种蛋白和信号通路间存在复杂的相互关系，因此，到目前为止，几乎没有专门针对骨肉瘤的靶向药物被批准用于临床。尽管如此，目前的研究已明确有多个基因与骨肉瘤相关，如视网膜母细胞瘤蛋白 −1 可以在 20% ～ 40% 的骨肉瘤患者中检测到并提示该患者的预后较差；脱嘌呤/脱嘧啶核酸外切酶可调控蛋白水平的过表达与骨肉瘤的复发转移相关；如 *Myc* 基因与骨肉瘤细胞的增殖和有丝分裂、骨肉瘤的发生和化疗药物的耐药等有关；原癌基因人类表皮生长因子受体 2 与骨肉瘤的肺转移相关等。所以，目前在与骨肉瘤相关的临床试验中，约有 55% 的试验是其他肿瘤已获 FDA 批准的靶向药，9% 的试验是尚未被 FDA 批准临床使用的靶向药。本节将集中于目前骨肉瘤的肿瘤异质性、靶向药物的临床试验和临床前的研究进展等叙述如下。

## 29. 骨肉瘤的肿瘤异质性及其后果

骨肉瘤的异质性大量存在于不同肿瘤患者之间，同一肿瘤的内部以及同一个体不同部位的肿瘤之间。异质性的概念可以分为三个层次。首先，骨肉瘤存在很多亚型，不同亚型的骨肉瘤具有各自独特的组织学或放射学特点；其次，骨肉瘤的基因组成极为复杂：染色体组异常是骨肉瘤的标志，现代基因筛查最近发现了染色体断裂这一普遍现象，这是一个灾难性的事件，基因组的不稳定导致数百种基因重组，最终整个染色体发生重构。数以百计新的基因聚变产物产生；再次，肿瘤的异质性更多源于肿瘤的环境，比如肿瘤细胞周围的基质，肿瘤内部可用的血供系统以及宿主的免疫系统。

肿瘤的异质性引起一系列需要解决的问题，比如找到一个可信的标志物用于靶向治疗，或者是通过在分子水平的分析识别频发的基因变化，亦或是要去回答一个最基本的问题：骨肉瘤源于哪一种类型的细胞。这种异质性也可以表现为肿瘤的耐药性，以及所引起的复发和转移。有一种理论可以解释以上的骨肉瘤的最终生物学行为，即存在一种具有潜在的多向分化能力的癌症干细胞（CSCs），这种细胞可以维持肿瘤细胞的自我更新和保持肿瘤细胞的质量，而且对化学药物治疗有较强的耐性。如果所有可能性的治疗都靶向作用于 CSCs，这将有可能提高所有骨肉瘤患者的生存率，特别是那些在确诊时发现存在有远处转移的患者。有一些孤立的可行性的技术可以分离表证这些假说存在的骨肉瘤 CSCs，虽然这些技术可以确认具有某些癌症干细胞特性的细胞亚群，但是它们很难表证和分离出真正意义上的癌症干细胞群落。这种技术大都来源于从表皮癌细胞中分离出 CSCs，这也导致对骨肉瘤的推断有所偏差。研究中发现，像正常的已经分化的细胞一样，分化的癌细胞可以返回分化前的干细胞样状态，这方面的研究导致越来越多的疑问来质疑骨肉瘤中是否存在 CSCs。因此，这些细胞是否完全代表一个独立的细胞群，还是分化了的癌症细胞在所处的环境中表现出来的新特性，还有待进一步研究。

## 30. 骨肉瘤靶向治疗的靶点

目前研究显示，与骨肉瘤相关的靶点主要有：①免疫调节剂，包括干扰素（interferon，IFNs）、粒细胞巨噬细胞刺激因子（GM-CFS）、脂质体胞壁酰三肽磷脂酰乙醇胺（MTP-PE）、细胞程序性死亡受体 -1（PD-1）和程序性死亡配体 -1（PD-L1）。②特异性细胞表面络氨酸激酶受体（RTKs），包括原癌基因人类表皮生长因子受体 -2（HER-2）、胰岛素样生长因子受体 -1（IGF-1R）、血小板生长因子受体（PDGFR）和血管内皮生长因子受体（VEGFR）。③细胞内信号靶点，包括内固醇受体辅助活化因子（SRC）、成纤维细胞生长因子的下游信号通路、哺乳动物雷帕霉素靶蛋白（mTOR）和激光激酶（aurora kinases）。④其他，包括核因子 κB 受体活化因子配体和叶酸。与上述靶点相关的临床试验和临床前研究具体如下。

免疫调节剂

Ⅰ型干扰素（IFNα）在骨肉瘤中具有抗增殖、分化，促细胞凋亡和抗血管生成的作用，并且已被证明在骨肉瘤患者手术后作为唯一的辅助治疗可以维持比较高的肉瘤特异性存活率和无转移生存率。在最近结束的Ⅲ期临床试验中（欧美骨肉瘤研究 EURAMOS，ClinicalTrials.gov IdentifierNCT00134030），在术前化疗的效果较好的 1400 名骨肉瘤患者中添加聚乙二醇化 IFNα，但早期观察表明，IFNα 对生存的影响不大，但随访时间短，随机选择受者问题，IFNα2 长期治疗患者预期的耐药性问题等，目前仍在随访中。但重要的是，这项试验是第一次跨大西洋的骨肉瘤临床协同试验，多个国家参与组织试验。这类合作对于治疗罕见病快速发展具有重大意义。

脂质体胞壁酰三肽磷脂酰乙醇胺，细菌肽聚糖的胞壁酰三肽是唯一一种被批准用于骨肉瘤治疗的新药，这是一种基于自然界中存在的分枝杆菌的细胞壁的组成部分合成的衍生物，可以对机体产生免疫刺激。这一应用原则早在 19 世纪末期就得到认可，向肿瘤内注射热灭活的链球菌的 Coley 毒素混合物被证明能起到有效的抗骨肉瘤作用。一般来说，感染以及其相伴的免疫系统的激活，对骨肉瘤的进展具有抑制作用。基于这些原因，最近的临床骨肉瘤试验中研究关于调查刺激免疫系统的途径的研究大幅增长。该药可以刺激单核细胞和巨噬细胞分泌白介素 -6（IL-6）和肿瘤坏死因子 -α（TNF-α），吞噬和杀伤肿瘤细胞。在临床前，狗的骨肉瘤活体实验中，采用截肢 +MTP-PE 的治疗后显示，实验组狗的无病生存时间是 222 天，而截肢 + 安慰剂组的无病生存时间仅为 77 天，具有明显的统计学意义。在一项美国儿童肿瘤协作组的 600 多例患者的临床Ⅲ期的前瞻性、随机、组间对照研究显示：无转移的新发骨肉瘤患者 6 年的总生存率，实验组是 78%，对照组是 70%，两组比较具有统计学意义，而在有转移的骨肉瘤患者 6 年的总生存率，实验组是 53%，对照组是 40%，两组比较没有统计学意义。但在 2009 年欧洲药监局批准用于临床，美国到目前为止未获批准，但在美国近三年的《NCCN 指南》

中仍然提到该药。中国药监局 2017 年曾讨论申请该药中国免临床试验用于临床，但尚未被批准。可能的原因是前述临床研究有转移的骨肉瘤患者 6 年的总生存率未显示有统计学意义。在欧洲，使用已有 7 年以上时间，未见较大病例数治疗结果的报道。该药一个治疗周期的使用费用在欧洲约需 10 万欧元，该药目前由日本关西制药厂生产，但在日本也未获批准用于临床。

PD-1 和 PD-L1 抑制剂，PD-1 是一种跨膜蛋白，主要在激活的 T 细胞和 B 细胞中表达，功能是抑制细胞的激活，这属于免疫系统的一种正常的自稳机制，因为过多的 T/B 淋巴细胞激活会引起自身免疫性疾病，但是肿瘤的微环境会诱导浸润的 T 细胞高表达 PD-1 分子，导致肿瘤微环境中 PD-1 通路持续激活，T 细胞功能被抑制，无法杀伤肿瘤细胞，PD-1 的抗体可阻断这一通路并且恢复 T 细胞杀伤肿瘤细胞的功能。PD-L1 也在肿瘤细胞上有上调表达，它与 T 细胞上的 PD-1 结合，抑制 T 细胞的增殖和活化，使 T 细胞处于失活状态，最终诱导免疫逃逸。PD-1 和 PD-L1 抑制剂均可阻断 PD-1 和 PD-L1 的信号通路，上调 T 细胞的生长和增殖，增强 T 细胞对肿瘤的识别，激活其攻击和杀伤功能，通过调动人体自身的免疫功能实现抗肿瘤作用。在最近的临床前研究表明，在骨肉瘤患者存在 PD-L1 的高表达；阻断 PD-1 和 PD-L1 的信号通路，在鼠骨肉瘤模型中可上调 T 细胞的杀伤肿瘤的功能，增加骨肉瘤鼠的生存。除此以外，仍有较多的相关免疫调节剂的临床试验正在进行中（表 2）。

表2　关于免疫调节剂针对骨肉瘤患者的临床试验

| NTC number | Study name | Tumer targeted | Intervention |
|---|---|---|---|
| NCT02441309 | A Eurosarc study of mifamurtidein advanced osteosarcoma (MEMOS) | Osteosarcoma | Mifamurtide (M-LTP) and isosfamide |
| NCT00743496 | A Phase I trial of the humanized anti-GD2 antibody in children and adolescents with neuroblastoma, osteosarcoma, Ewing sarcoma and melanoma | Neuroblastoma, osteosarcoma, melanoma, Ewing sarcoma | Anti-GD2 antibody |
| NCT02173093 | Activated T cells armed with GD2 bispecific antibody in children and young adults with neuroblastoma and osteosarcoma | Neuroblastoma and GD2-positive tumors | IL-2, GM-CSF, anti-CD3 × hu3F8 bispecific antibody (GD2Bi) aATC |
| NCT02107963 | A Phase I trial of T cells expressing an anti- GD2 chimeric antigen receptor in children and young adults with GD2+ solid tumors | Sarcoma,osteosarcoma, rhabdomyosarcoma, neuroblastoma,melanoma | Anti-GD2 CAR–T cell, drug: AP1903, cyclophosphamide |
| NCT02502786 | Humanized monoclonal antibody 3F8 (Hu3F8) with GM-CSF in the treatment of recurrent osteosarcoma | Osteosarcoma | Humanized anti-GD2 antibody and GM-CSF |
| NCT01241162 | Decitabine followed by cancer antigen vaccine for patients with neuroblastoma and sarcoma | Neuroblastoma, Ewing sarcoma, osteosarcoma, rhabdomyosarcoma, synovial sarcoma | Decitabine and autologous dendritic cell vaccine to cancer testis antigen |
| NCT01803152 | Dendritic cell vaccine with or without gemcitabine pretreatment for adults and children with sarcoma | Soft-tissue sarcoma, bone sarcoma | Dendritic cell vaccine, lysate of tumor, gemcitabine, imiquimod |
| NCT02487979 | Glembatumumab vedotin in treating patients with recurrent or refractory osteosarcoma | Osteosarcoma | Glembatumumab vedotin (CDX-011) antibody–drug conjugate |
| NCT02301039 | A Phase II study of the anti-PD1 antibody pembrolizumab (MK-3475) in patients with advanced sarcomas | Ewing sarcoma, osteosarcoma, chondrosarcoma | Pembrolizumab (MK-3475); anti-PD1 antibody |
| NCT02484443 | Dinutuximab in combination with sargramostim in treating patients with recurrent osteosarcoma | Osteosarcoma | Anti-GD2 antibody and GM-CSF |
| NCT02409576 | Pilot study of expanded, activated haploidentical natural killer cell infusions for sarcomas (NKEXPSARC) | Ewing sarcoma, osteosarcoma, rhabdomyosarcoma | Haploidentical activated NK cells,fludarabine,cyclophosphamide and IL-2 |

特异性细胞表面氨酸激酶受体

在激活多个下游信号通道中起关键作用，如：phosphatidylinositol 3 (PI3) /Akt kinase 和 extracellular signalregulated kinase (Erk)，是调节细胞正常生长、增殖和生存的重要介质，是多种肿瘤发生、发展的重要因素，并且和多个基因的突变、扩增与该信号通道的异常相关。

血管内皮生长因子，代表药物有贝伐单抗、舒尼替尼、索拉非尼、西地尼布和培唑帕尼，帕唑帕尼是一种 VEGFR，PDGFR 的抑制剂和 c-kit（一种干细胞因子，通过阻止络氨酸激酶受体自身磷酸化，影响细胞信号传导、肿瘤细胞的增殖、分化与凋亡，防止骨肉瘤的肺转移），目前也正在做骨肉瘤肺转移患者的二期临床试验。索拉非尼是一种口服药，其通过抑制 VEGFR-2 和 PDGFR-B 阻止肿瘤血管的增殖，在一项 II 期临床治疗复发和不能切除的骨肉瘤的结果显示 4 个月无病生存率 46%，总生存时间 7 个月，客观有效率 14%，病情稳定率 29%。这一靶向药物已被美国 FDA 推荐为复发和转移的骨肉瘤患者的二线用药，但在近期的一项临床试验中，索拉非尼与依维莫司联合使用治疗不能手术的进展期骨肉瘤未见明显疗效。

胰岛素样生长因子受体，其代表药物如昔罗莫司在骨肉瘤的临床 I、II 期试验中未见疗效。血小板介导的生长因子受体，其代表药物甲磺酸伊马替尼、舒尼替尼和达沙替尼在动物实验和细胞实验中可见效果，但在临床 I、II 期试验中未见显效且舒尼替尼毒性较大。

人类表皮生长因子受体，其代表药物为曲妥珠单抗，在一项骨肉瘤 II 期临床试验中曲妥珠单抗＋常规化疗药未见显效。除此以外，还有多项相关的临床试验正在进行当中（表 3）。

表 3　最近关于特异性细胞表面络氨酸激酶受体针对骨肉瘤患者的临床试验

| Target | Class | Therapy | Mechanism | Clinical Trial | Outcome |
|---|---|---|---|---|---|
| IGF-1R | Anti-IGF-R antibodies | Cixutumumab | Activation of (PI3K/Akt) and MAPK | Phase I/II | PD |
| | | | | Phase II | No OR |
| | | | | Phase II | MPFS at 6 weeks |
| | | | | Phase II | MPFS at 6 weeks |
| | | | | Phase II | MPFS at 21.4 weeks |
| | | Human mAb SCH 717454 (robatumumab) | Inhibits IGF-R binding and signaling | Phase I/IB (Terminated) | - |
| | | | | Phase II (Terminated) | - |
| | IGF ligand-neutralizing antibodies | BI 836845 mAb | Neutralizes IGF ligand | Phase I | - |
| | | | | Phase I | - |
| | | | | Phase I | - |
| | Small-molecule TKI's | BMS-754807 | ATP-competitive inhibitor of IGF | Phase II | - |
| | | | | Phase III | - |
| PDGFR | Small-molecule TKI's | Imatinib mesylate | PDFGR, c-KIT | Phase II | no OR |
| | | | | Phase II | - |
| | | | | Phase II | - |
| | Multi-targeted RTK inhibitors | Sunitinib | PDGFR, FLT3, RET, KIT and VEGFR inhibitor | Phase I | SD in 1(2) |
| VEGF/VEGFR | Anti-VEGF antibodies | Bevacizumab | VEGF inhibitor | Phase I | no CPR |
| | | | | Phase II | - |
| | Small-molecule TKI's | Sorafenib | PDGFR, FLT3, RET, c-KIT, VEGFR inhibitor | Phase II | 45% PFS at 6 months |
| | | | | Phase I | - |
| | | | | Phase I | - |
| HER-2 | Anti-HER-2 antibody | Trastuzumab | HER-2 inhibitor | Phase II | NSD |
| | | | | Phase II | - |

## 国产小分子血管抑制剂——阿帕替尼

阿帕替尼作为江苏恒瑞自主研发的一种高度选择性竞争细胞内 VEGFR-2 的 ATP 结合位点，阻断下游信号传导，抑制肿瘤组织新血管生成的新型靶向化疗药物，不仅可以减小肿瘤体积、增加伴随治疗的疗效，还可能预防微转移瘤生长，从而抑制骨肉瘤肺转移的进展。该药类似于其他抗血管生成剂，手足综合征、蛋白尿和高血压仍是服用阿帕替尼后最常见的治疗相关的非血液学不良事件。也有报道称，在使用阿帕替尼治疗晚期胃癌的过程中，出现了严重的副作用，如胃肠道大量出血和穿孔等。因此，阿帕替尼在骨肉瘤靶向治疗中的安全性问题也是不容忽视的。近一年多来已在国内数家医院开始用于骨肉瘤的治疗，目前主要是用于骨肉瘤一线化疗后复发转移的患者，尽管使用时间较短，但亦显示出一定的治疗效果，具体为：用药患者的纳入标准：①病理确诊为不可切除的晚期骨肉瘤。②至少具有一个双径可测量的病灶，X 射线片、普通 CT 或 MRI 扫描病灶 ≥ 20 mm，螺旋 CT 或 PET-CT 扫描病灶 ≥ 10mm。③影像学检查发现原发灶以外的多部位、多器官转移灶（如肺或脑等实质性脏器）。④ 10~70 岁，性别不限。⑤ KPS 评分 ≥ 60。⑥既往使用过非抗血管生成类的靶向药物如依维莫司、TKI 类（小分子酪氨酸激酶抑制剂）的患者，可以入组本研究；既往使用过抗血管生成类药物但使用时间未满 2 周的患者也可以入组本研究；既往接受过一线或一线以上化疗（允许使用过与阿帕替尼作用机制类似但使用时间未满 2 周且停用 1 个月以上）。排除标准：①患者一般情况较差，需要临床干预。②研究者认为不适合阿帕替尼治疗的患者。给予阿帕替尼 500 mg 口服，一天一次或 250 mg 口服，一天两次，每一个观察周期为 28 天，每两周期进行一次以疾病控制率（DCR）、客观缓解率（ORR）、无病生存期（PFS）、总生存期（OS）为主要评价指标的疗效评价（按照 RECIST 1.1 版标准）和以不良事件、不良反应描述性统计分析为主的安全性评价（严重程度分级依据

NCI CTC AE 4.03 版）。结果显示，共 60 例患者 DCR 为 88.3%，而 ORR 为 30.0%，OS 和 PFS 亦有明显获益。提示患者在接受阿帕替尼治疗后转移病灶得到控制、肿瘤进展明显变缓，可见阿帕替尼治疗骨肉瘤的有效性值得进行进一步的大样本前瞻性研究（表4）。

表 4　接受阿帕替尼治疗的 60 例骨肉瘤患者的疗效评价

| 疗效评价 | N （60） | % |
|---|---|---|
| 完全缓解（CR） | 1 | 1.7 |
| 部分缓解（PR） | 17 | 28.3 |
| 疾病稳定（SD） | 35 | 58.3 |
| 疾病进展（PD） | 7 | 11.7 |
| ORR | 18 | 30.0 |
| DCR | 53 | 88.3 |

我们在该项研究的基础上，选取 2016 年至 2017 年我院符合纳入标准的骨肉瘤 / 尤文肉瘤术后伴有肺转移患者。并将以下标准加入筛选标准中：①骨肉瘤的诊断必须以病理检查、影像学检查、临床资料为依据。②术前及术后均接受常规一线新辅助化疗方案，然而化疗效果不明显，一般情况较差，同时多次复查胸部 CT 考虑病情进展的患者。③服药前评价患者是否伴有咳嗽、胸闷、胸痛等临床症状，同时常规行胸部薄层 CT 评价肺部转移结节数目及大小。④排除因治疗周期不足、随访脱落等导致信息不全的患者。所搜集的信息包括患者的年龄、性别、诊断前症状持

续时间、肿瘤生长部位、肿瘤体积、组织学分型、Enneking 分期、所接受的手术及切缘情况、所接受的放疗及化疗情况、接受放疗及化疗后的肿瘤坏死率、接受阿帕替尼靶向治疗的起止时间、治疗中断原因、接受阿帕替尼靶向治疗后的肺部转移情况、RESICT 疗效评价及随访结果。在与患者及家属协商及告知不良预后之后，签署自愿接受甲磺酸阿帕替尼靶向治疗的同意书，随后开始治疗并搜集相关信息。我们的研究共纳入 22 例患者，其中男性 12 例，女性 10 例，2 例因用药不良作用大而致停药、失访，20 例持续随访，随访时间 2 ～ 11 个月，平均 4.1 个月。按照 RESICT 1.1 评价标准，获得 PR 14 例、SD 3 例、PD 5 例（其中服药后有效一段时间后耐药的 2 例）。20 例患者中存活 16 例，4 例死于呼吸衰竭。不良反应：18 例出现手足综合征（1 例Ⅲ级），8 例出现腹泻，7 例高血压（1 例Ⅲ级），2 例轻度蛋白尿，4 例气胸，1 例肾周血肿。结果提示我们已有的接受了阿帕替尼治疗的 22 名骨肉瘤及尤文肉瘤（尤文肉瘤 3 例）患者，在给予相应处理后均未出现严重后果，患者在服药过程中耐受性良好，体现出此靶向治疗方案较好的安全性和有效性。基于我们的研究，四肢骨肉瘤、尤文肉瘤患者（即使非多发、常见部位）接受阿帕替尼治疗后均可能生存获益。因此，阿帕替尼对骨肉瘤肺转移治疗具有良好的临床效果和应用前景，可以作为骨肉瘤肺转移治疗的新选择。

细胞内信号靶点

激素受体活化剂（Src）是正常破骨细胞活动所需要的必要

分子，其表达和激活并通过各种下游信号传导途径，如 Ras/Mit 激活蛋白激酶途径，与肿瘤的存活、复发和转移密切相关。其代表药物有达沙替尼和塞卡替尼，达沙替尼的一项药物动力学和相互作用研究显示骨肉瘤患者为稳定（SD），塞卡替尼的研究，单药和联合用药的试验正在进行中。

哺乳动物雷帕霉素靶点（mTOR）是一种丝氨酸 / 苏氨酸蛋白激酶，参与 P13k/AKt 信号通路，负责蛋白合成、细胞周期和细胞存活的调控，激活 mTOR 被认为是多种肿瘤包括骨肉瘤发展和预后差的关键。其代表药物有西罗莫司、依维莫司、依维莫司脂化物和地磷莫司。西罗莫斯（Sirolimus），一种 mTOR 信号通道的抑制剂，可以抑制其下游通道上的 IGF-1 促进肿瘤细胞的增殖和再血管化，阻止骨肉瘤的转移和在实验动物中肿瘤的生长；依维莫司（Everolimus），一种口服的 mTOR 抑制剂，具有与西罗莫司相同的作用，并与唑来磷酸合用具有增强疗效的作用。近期，一项一期临床试验和另一项正在进行的二期难治性骨肉瘤的临床试验表明儿童口服依维莫司是安全的。阻断或破坏肿瘤的血管是靶向治疗肿瘤的另一种方法，其中一项 II 期临床研究：依维莫司＋索拉非尼在不能切除的骨肉瘤患者中显效，但 50% 的患者不能达到 6 个月的无病生存；但这一治疗方案已被美国《NCCN 指南》推荐为复发和转移骨肉瘤的二线用药。另一项 II 期临床结果表明：地磷莫司单药治疗进展期骨肉瘤，有效率达 50%，多项单药和多药联合试验仍在进行中，已显示出一定疗效。

Aurora Kinase 有丝分裂和细胞周期的关键调节因子，在哺乳动物的细胞内 Aurora 激酶基因编码三种 Aurora 激酶蛋白 aurk-a、aurk-b 和 aurk-c，在这三种类型中，aurk-a 涉及包括骨肉瘤在内的多种肿瘤的发生，在骨肉瘤的细胞中沉默 aurk 蛋白的表达可导致 G2/M 细胞周期阻滞，细胞发生凋亡。其代表药物有MLN8237（alisertib）、VX680 和 ZM447439，这几种药物的骨肉瘤相关临床试验正在进行中（表 5）。

表 5　关于细胞内信号通路抑制剂针对骨肉瘤患者的临床试验

| Target | Class | Therapy | Mechanism | Clinical Trial | Outcome |
|---|---|---|---|---|---|
| Src | small-molecule TKI's (Multi targeted) | Dasatinib | PDGF/PDGFR, SRC, BCR-ABL inhibitor | Phase I | SD in 1(1) |
| | | | | Phase II | SD in 5(45) |
| | | | | Phase II | - |
| | | | | Phase I/II | - |
| | Dual-inhibitor | Saracatinib | Src and Abl specific inhibitor | Phase II | - |
| mTOR | 1st generation of mTOR inhibitors | Sirolimus | Inhibit mTORC1 by binding to FKBP-12 | Phase II | No CPR |
| | | Everolimus | | Phase I | SD in 1(2), no OR |
| | | | - | Phase I | SD in 3(3) |
| | | | | Phase II | - |
| | | Temsirolimus | - | Phase II | MPFS at 21.4 weeks |
| | | | - | Phase II | MPFS at 6 weeks |
| | | | | Phase II | - |
| | 2nd generation of dual mTOR inhibitors | AZD8055 | mTOR1, mTOR2 inhibitor | Phase I | - |
| | | | | Phase I withdrawn | - |
| Aurora kinase A | 2nd generation aurora kinase inhibitors | MLN8237 (alisertib) | AURK-A inhibitor via ATP binding | Phase I | |
| | | | | Phase I | |
| | | | | Phase II | |
| | | | | Phase I | |
| Folate | Multitargeted antifolate | Pemetrexed | folate-dependent enzymes and DNA synthesis enzymes inhibitor | Phase II | CPR in 1 |
| | | | | | SD in 5 |
| | | | | | PD in 22 |
| | | | | | MPFS at 1.4 months |
| | | | | Phase II | no CPR |
| | | | | Phase II | - |
| | | | | Phase II | - |
| | | | | Phase I | - |

# 骨肉瘤其他药物的进展及相关基础研究

## *31.* 化学药物的不同组合或管理方案仍然在调查之中

骨肉瘤治疗的经典药物包括细胞毒性药物如甲氨蝶呤(M)、顺铂（A）、阿霉素（P）、异环磷酰胺（I）以及依托泊苷（E）。这些经典药物之间的不同组合是减少骨肉瘤增殖数量、增加患者生存概率的有效途径。这些药物的不同组合或管理方案仍然在调查之中。在 EURAMOS-1 试验中，第一个治疗目标即是在标准的 MAP 中加入 IE，试验发现异环磷酰胺作为新辅助药物似乎没有给患者的治疗带来额外的好处。一项目前已经进行到 II 阶段的试验的主要内容是对可吸入性顺铂制剂治疗发生骨肉瘤发生肺转移的患者的疗效进行评估。其他类型的药物或配伍治疗，比如培美曲塞或吉西他滨与多西他赛的联用被证明是不成功的。一项 I 阶段的试验证明曲贝替定稳定了 2/3 骨肉瘤患者的病情，虽然另一项在青少年骨肉瘤患者中进行的Ⅱ阶段试验没有取得类似的成功。然而，有趣的是这种药物成功地治疗了两例野生型基因修复基因为 ERCC5 的骨肉瘤患者，这可以用药物对细胞 DNA 修复状态的特殊依赖性来解释，需要更详细的患者肿瘤分子水平的表征来指导药物应用。这一概念也在另一个联合试验中进行测试，目前试验正在招募患者，在这一试验中通过初次评估 ABCB1（一种能使肿瘤细胞产生多种药物耐药的蛋白质）的表达水平来评估 MAP 与 MAPI 以及细菌肽聚糖的胞壁酰三肽（免疫刺激剂）的治疗效果差异。

## 32. 免疫调控对实体肿瘤的治疗有效

一种目前正在测试的免疫调节途径是通过病毒传递粒细胞巨噬细胞集落刺激因子，虽然没有控制骨肉瘤患者的肺转移，但这种方法对实体肿瘤的治疗有效。关于用气溶胶传递 IL-2 以及 GD2 抗体的使用（一种广泛表达的肿瘤标志物）的试验正在进行中。

使用 TNF-α 激活免疫系统在进行"Coley"毒素治疗的骨肉瘤患者中发挥重要的作用，可以显著减小肿瘤的体积。MTP 刺激了 TNF-α 的释放，这也许可以解释其对整体生存率的影响。因此，我们相信，在未来对 TNF-α 的抗骨肉瘤的作用会有进一步探讨。然而，尽管高效的消灭肿瘤的能力使 TNF-α 成为具有极具吸引力的治疗性药物，但其巨大的毒性阻碍了它的应用。

尽管如此，人重组 TNF 通过一种相当复杂的侵入性手术已经应用于软组织肉瘤的局部治疗。为了克服毒性问题，另一种策略是将 TNF-α 结合在一种针对肿瘤基质的抗体上。在软组织肉瘤中，这些"武装抗体"导致肿瘤增殖的减少，并与阿霉素联合，使肿瘤彻底根除，产生持久的抗肿瘤免疫力，这体现出了在治疗肉瘤的过程中化疗药物与免疫化合物之间的协同作用。在实体瘤的两例临床试验中，已经显示出这种抗体良好的安全性，证明了这一靶向治疗策略的有效性。通过对骨肉瘤患者 TNF-α 临床前期治疗效果的观察，这个治疗策略会引起更多研究人员及临床医生的兴趣。

## *33.* 小分子靶向抑制药物初露头角

四个测试甲状腺素激酶 Src 抑制剂的试验目前正在进行，尽管体内实验的数据结果彼此间仍有冲突，但最后，多激酶抑制剂，一种相对较新的可能会限制肿瘤细胞抗性的子类药物初露头角，正在被审查。具体的例子包括 OSI-930 虽然还没有在骨肉瘤的治疗中测试过，但是在实体肿瘤的治疗中已被证实有效。

## *34.* 双磷酸盐类药物是骨肉瘤药物治疗方面的另一个热点

双磷酸盐类药物是骨肉瘤药物治疗方面的另一个热点，除了抑制破骨细胞的活性外，其还可以抑制肿瘤细胞的生长和增殖，诱导肿瘤细胞凋亡和下调血管源性的生长因子。在一项临床前的研究中，唑来磷酸在鼠动物模型中可以成功地抑制肿瘤的生长和肺转移，这一方面联合化疗的临床试验也正在进行中。双磷酸盐最初用来抑制骨质疏松症患者骨质流失，另一项关于第二代生物磷酸盐——帕米磷酸二钠的研究认为，将其添加到 MAP 化疗方案中，在青少年骨肉瘤患者中显示出良好的安全性，尽管还未应用于临床，但未来是令人期待的。

## 35. 骨代谢与肿瘤转移有关的证据越来越多

在各种类型的癌症中，骨转移尤为常见，比如乳腺癌和前列腺癌。肿瘤细胞和破骨细胞引起骨吸收之间的相互关系在肿瘤生长中起着重要的作用。这种所谓的骨转换的恶性循环，会持续释放骨骼基质内储存的生长因子，允许肿瘤快速扩张。靶向作用于这种异常的骨转换可以作为抑制骨肉瘤生长的新方法，越来越多的数据表明破骨细胞参与了骨肉瘤的转移。最近研究发现，GRM4 基因位点在骨形成与骨吸收作用中发挥作用，与骨肉瘤敏感性相关。此外，与骨重建和骨代谢相关的 RANK / RANKL / OPG 轴的不平衡，也被认为可能与骨肉瘤的进展相关。

## 36. 骨肉瘤中 microRNAs 的研究欣欣向荣

自从 2001 年 microRNA 一词提出，这一领域的研究就呈现出欣欣向荣的态势，有关癌症的研究在期刊上广为发表，这其中包括了骨肉瘤。仅在过去的两年里，有超过 60 篇相关论文已经发表，有关于新的 microRNA 的靶点及其与骨肉瘤生物学关系的阐述。利用 microRNA 序列分析，研究人员通过正常成骨细胞对骨肉瘤细胞进行比较，已经确定了数百种功能不同的 microRNA。人们认为这些 microRNA 通过调节特定目标的致癌基因和肿瘤抑制基因的表达，影响肿瘤的发生及生长，而且在肿瘤细胞迁移、肿瘤细胞入侵和肿瘤细胞化疗耐药性等方面发挥着重要作用。例如，miR-17 / miR-221 和 miR-128 在维持 *PTEN* 基因表达方面起着相反的作用。细胞骨架连接蛋白，骨肉瘤生物学中另一个著名的靶向蛋白质，受 miR-183 的下调控制。Cyr61 先前被认为是预测骨肉瘤患者的不良预后的蛋白质，受到 miR-100 的调控。亦或，miRs 也可以被肿瘤抑制基因利用而发挥作用，比如，miR-34 家族即细胞周期蛋白靶向的表达，当 DNA 损伤或肿瘤胁迫时，可以被 P53 诱导。更多的 miRs 在骨肉瘤中发挥的作用被详细阐述，到目前为止，更全面的综述已有发表。一个摆在面前的问题是这些 miR 应该如何真正成为新的治疗方法。是直接通过阻断致癌基因的表达，或通过以病毒为基本结构的方法来替代肿瘤抑制 miRs，还是间接地通过药物靶向针对它们的转录和 / 或处理来调节 miRNA 的表达？目前，这些策略都已成功应用，展示了它们作为新型骨肉瘤治疗药物的无穷潜力。

## *37.* 新靶向药物的临床前验证尚未完善

骨肉瘤临床试验常常失败的原因可能不仅仅是因为缺乏分子目标，还因为这些在临床前试验应用的靶向药物在开始新的临床试验前表现的不尽人意。的确，因为流行病学的低发病率及肿瘤的异质性，在进行任何新的测试之前，体外严格的试验是必不可少的。作为一个横跨美国和澳大利亚的联合项目，儿科临床试验计划（PPTP）将在最常见的老鼠异种移植模型中测试处于前临床阶段的新药剂，青少年中最常见的癌症，包括骨肉瘤都可以通过这一模型建立。从 2007 年开始，已有超过 50 种候选药物被检测，进一步为临床试验提供了理论依据。尽管这个项目很重要，却不能准确地概括人类的疾病，举一个例子，骨肉瘤动物模型是通过将骨肉瘤细胞系植入皮下而实现的，然而包括骨肉瘤在内的许多癌症，肿瘤细胞所处的微环境在肿瘤细胞播散到全身的过程起着重要作用。对于骨肉瘤来说，这意味着建立在这些模型的过程中，肿瘤细胞应该被原位植入，即穿过胫骨或股骨骨皮质注射实现。

为了尽可能真实地模拟出骨肉瘤发病过程中肿瘤的异质性，模型的建立过程应力求自然且要能考虑到临床前试验的实施。由于小鼠不会自发产生骨肉瘤，所以动物模型的建立需要长时间的精心制作，采取准确的基因定位策略。当然，大型犬科动物的骨肉瘤发生率较小鼠要高 10 ～ 30 倍，这与人类疾病的发生有着惊人的相似之处。用于基本研究的样本通常是利用驯养的宠物自然发生骨肉瘤的病例，这些动物的内环境与人类相似。这些样本的遗传分析证实，这些犬类和人类的骨肉瘤基因表达特征高度相似，甚至可平行地使用应用于人类的生存分析。因为这些惊人的相似之处，犬类动物的骨肉瘤模型作为一种有效的人类疾病的临床模型迅速获得了研究人员的关注。作为替代人类开始实施与人类相关的重要临床试验，更多的应努力需要投入到建立犬类骨肉瘤病例药物试验的过程中去。对于治疗效果的判断，药物基因学领域是寻求预测治疗反应和患者预后的一工作，该工作已用于肿瘤化疗个体化治疗的疗效判断上。有学者采用单核苷酸多态性（SNPs）辨明两个化疗耐药基因存在 4 个变种，他们的工作证明了 ABCC3（一种多药耐药蛋白家族）基因的多态性和 ABCB1（一种 ATP 介导的流出泵）的编码，具有上述这些多态性的患者长期生存率较低。另一学者采用同样的技术证明一些基因的变种具有化疗药物的耐药和较差的预后。通过药物基因学方面的研究，明确患者基因档案的信息可以用来选择最有效的治疗、最小的药物副作用和获得最好的预后。

## 38. 结论：患者应在肉瘤中心接受综合治疗

尽管做出了巨大的努力，在过去的几十年中，骨肉瘤患者的治疗发展停滞不前。有许多被广泛接受的理由可以用来解释这个现象，但也许是时候停下来想一想未来对骨肉瘤治疗的策略了。

肿瘤之间及肿瘤内部的异质性对确诊为骨肉瘤的患者的治疗方案的实施有明显的影响。每个患者的治疗方案需要在多学科的肿瘤委员会中进行讨论，提供多方的专家意见。此外，为了确保最高标准的诊疗过程，每一个患者应被送至专门的肉瘤中心，这些中心集中了关于骨肉瘤的最新知识和诊疗措施。

基于其他类型癌症治疗的总结，由于肿瘤内部和肿瘤间的异质性，针对单一基因治疗获得良好临床反馈的可能性不大。因此，我们可能需要停止单因素分析，而是集中精力于综合的方法，靶向作用于各个功能阶段，例如骨重塑、免疫调节和转移性肿瘤细胞的定殖过程。此外，集中于药物生物分布的研究应更加努力，选择那些靶向作用于肿瘤的组织而不影响周围的健康组织的化合物。最近的突破性进展是免疫刺激抗体和重组抗体产品在多种实体瘤中的应用，比如抗体和药物的共价结合物，抗体和细胞因子的融合蛋白质产物，这也代表了未来的免疫治疗是骨肉瘤患者临床治疗的基石。然而，并不是所有的抗体产品都能有效地聚集于肿瘤部位，可能在体内活性不足。我们期望核医学技术对最佳治疗性抗体的选择和潜在的患者选择双方均能发挥作用。

寻求实施大规模的国际的临床试验的原因是显而易见的，然而，考虑到目前正在进行的100多个临床试验，这种事件很少发生。临床试验可能很容易展开，但是却没有经过严格的临床前试验。我们需要基于体外试验、体内诱导或自然发生的动物模型提供的临床前试验的数据，制定一个可以依据的国际标准。为了实现这一目标，需要临床医生、生物学家和基础研究人员更紧密地在一起合作，只有综合所有的知识才能最好地实施临床试验并取得成功。

## 参考文献

1. Chen X，Bahrami A，Pappo A，et al. Recurrent somatic structural variations contribute to tumorigenesis in pediatric osteosarcoma. Cell Rep，2014，7（1）：104-112.

2. Sampson VB，Gorlick R，Kamara D，et al. A review of targeted therapies evaluated by the pediatric preclinical testing program for osteosarcoma. Front Oncol，2013，3：132.

3. Klein MJ，Siegal GP. Osteosarcoma：anatomic and histologic variants. Am J Clin Pathol，2006，125（4）：555-581.

4. Kuijjer ML，Hogendoorn PC，Cleton-Jansen AM. Genome-wide analyses on high-grade osteosarcoma：making sense of a genomically most unstable tumor. Int J Cancer，2013，133（11）：2512-2521.

5. Stephens PJ，Greenman CD，Fu B，et al. Massive genomic rearrangement acquired in a single catastrophic event during cancer development. Cell，2011，144（1）：27-40.

6. Taylor BS，Barretina J，Maki RG，et al. Advances in sarcoma genomics and new therapeutic targets. Nat Rev Cancer，2011，11（8）：541-557.

中国医学临床百家

7. Bielack SS, Smeland S, Whelan JS, et al. Methotrexate, Doxorubicin, and Cisplatin (MAP) Plus Maintenance Pegylated Interferon Alfa-2b Versus MAP Alone in Patients With Resectable High-Grade Osteosarcoma and Good Histologic Response to Preoperative MAP: First Results of the EURAMOS-1 Good Response Randomized Controlled Trial. J Clin Oncol, 2015, 33 (20): 2279-2287.

8. Strander H.Interferons and osteosarcoma. Cytokine & GrowthFactor Rev, 2007, 18 (6): 373-380.

9. Meyers PA, Schwartz CL, Krailo MD, et al. Osteosarcoma: the addition of muramyl tripeptide to chemotherapy improves overall survival--a report from the Children's Oncology Group. J Clin Oncol, 2008, 26 (4): 633-638.

10. Richardson MA, Ramirez T, Russell NC, et al. Coley toxins immunotherapy: a retrospective review. Altern Ther Health Med, 1999, 5 (3): 42-47.

11. Jeys LM, Grimer RJ, Carter SR, et al. Post operative infection and increased survival in osteosarcoma patients: are they associated? Ann Surg Oncol, 2007, 14 (10): 2887-2895.

12. Lascelles BD, Dernell WS, Correa MT, et al. Improved survival associated with postoperative wound infection in dogs treated with limb-salvage surgery for osteosarcoma. Ann Surg Oncol, 2005, 12 (12): 1073-1083.

13. Modiano JF, Bellgrau D, Cutter GR, et al. Inflammation, apoptosis, and necrosis induced by neoadjuvant fas ligand gene therapy improves survival of dogs with spontaneous bone cancer. Mol Ther, 2012, 20 (12): 2234-2243.

14. Goldberg JM.Immunotherapy of sarcomas. Curr Opin Oncol, 2013, 25 (4):
390-397.

15. Worth LL, Lafleur EA, Jia SF, et al. Fas expression inversely correlates with metastatic potential in osteosarcoma cells. Oncol Rep, 2002, 9 (4): 823-827.

16. Lafleur EA, Jia SF, Worth LL, et al. Interleukin (IL) -12 and IL-12 gene transfer up-regulate Fas expression in human osteosarcoma and breast cancer cells. Cancer Res, 2001, 61 (10): 4066-4071.

17. PosthumaDeBoer J, Witlox MA, Kaspers GJ, et al. Molecular alterations as target for therapy in metastatic osteosarcoma: a review of literature. Clin Exp Metastasis, 2011, 28 (5): 493-503.

18. Chou AJ, Kleinerman ES, Krailo MD, et al. Addition of muramyl tripeptide to chemotherapy for patients with newly diagnosed metastatic osteosarcoma: a report from the Children's Oncology Group. Cancer, 2009, 115 (22): 5339-5348.

19. Duffaud F, Egerer G, Ferrari S, et al. A phase II trial of second-line pemetrexed in adults with advanced/metastatic osteosarcoma. Eur J Cancer,2012,48(4): 564-570.

20. Safwat A, Boysen A, Lucke A, et al. Pazopanib in metastatic osteosarcoma: significant clinical response in three consecutuve patients. Acta Oncol, 2014, 53 (10): 1451-1454.

21. Grignani G, Palmerini E, Dileo P, et al. A phase II trial of sorafenib in relapsed and unresectable high-grade osteosarcoma after failure of standard multimodal therapy: an Italian Sarcoma Group study. Ann Oncol, 2012, 23 (2): 508-516.

中国医学临床百家

22. Grignani G, Palmerini E, Ferraresi V, et al. Sorafenib and everolimus for patients with unresectable high-grade osteosarcoma progressing after standard treatment: a non-randomised phase 2 clinical trial. Lancet Oncol, 2015, 16 (1): 98-107.

23. Jones KB. Transposon mutagenesis disentangles osteosarcoma genetic drivers. Nat Genet, 2015, 47 (6): 564-565.

24. Scott AJ, Messersmith WA, Jimeno A. Apatinib: a promising oral antiangiogenic agent in the treatment of multiple solid tumors. Drugs Today (Barc), 2015, 51 (4): 223-229.

25. Ji G, Hong L, Yang P. Successful treatment of advanced malignantfibrous histiocytoma of the right forearm with apatinib: a case report.Onco Targets Ther, 2016, 9: 643–647.

26. Houghton PJ, Morton CL, Kolb EA, et al. Initial testing (stage1) of the mTOR inhibitor rapamycin by the pediatric preclinical testing program. Pediatr Blood Cancer, 2008, 50 (4): 799-805.

27. Moriceau G, Ory B, Mitrofan L, et al. Zoledronic acid potentiates mTOR inhibition and abolishes the resistance of osteosarcoma cells to RAD001 (everolimus): pivotal role of the prenylation process. Cancer Res, 2010, 70 (24): 10329-10339.

28. Fouladi M, Laningham F, Wu J, et al. Phase I study of everolimus in pediatric patients with refractory solid tumors. J Clin Oncol, 2007, 25 (30): 4806-4812.

29. Hattinger CM, Fanelli M, Tavanti E, et al. Advances in emerging drugs for osteosarcoma. Expert Opin Emerg Drugs, 2015, 20 (3): 495-514.

30. Grignani G, Palmerini E, Ferraresi V, et al. Sorafenib and everolimus for patients with unresectable high-grade osteosarcoma progressing after standard treatment: a non-randomised phase 2 clinical trial. Lancet Oncol, 2015, 16 (1): 98-107.

31. Luetke A, Meyers PA, Lewis I, et al. Osteosarcoma treatment - where do we stand? A state of the art review. Cancer Treat Rev, 2014, 40 (4): 523-532.

32. Ferrari S, Ruggieri P, Cefalo G, et al. Neoadjuvant chemotherapy with methotrexate, cisplatin, and doxorubicin with or without ifosfamide in nonmetastatic osteosarcoma of the extremity: an Italian sarcoma group trial ISG/OS-1. J Clin Oncol, 2012, 30 (17): 2112-2118.

33. Warwick AB, Malempati S, Krailo M, et al. Phase 2 trial of pemetrexed in children and adolescents with refractory solid tumors: a Children's Oncology Group study. Pediatr Blood Cancer, 2013, 60 (2): 237-241.

34. Fox E, Patel S, Wathen JK, et al. Phase II study of sequential gemcitabine followed by docetaxel for recurrent Ewing sarcoma, osteosarcoma, or unresectable or locally recurrent chondrosarcoma: results of Sarcoma Alliance for Research Through Collaboration Study 003. Oncologist, 2012, 17 (3): 321-329.

35. Gastaud L, Saâda-Bouzid E, Le Morvan V, et al. Major efficacy of trabectedin in 2 metastatic osteosarcoma patients with wild-type Asp1104 ERCC5 tumor status. Onkologie, 2013, 36 (11): 670-673.

36. D' Incalci M, Galmarini CM. A review of trabectedin (ET-743): a unique mechanism of action. Mol Cancer Ther, 2010, 9 (8): 2157-2163.

37. Wiemann B, Starnes CO.Coley's toxins, tumor necrosis factor and cancer research: a historical perspective.Pharmacol Ther, 1994, 64 (3): 529-564.

38. Kleinerman ES, Jia SF, Griffin J, et al. Phase II study of liposomal muramyl tripeptide in osteosarcoma: the cytokine cascade and monocyte activation following administration. J Clin Oncol, 1992, 10 (8): 1310-1316.

39. Venkatakrishnan K, Kramer WG, Synold TW, et al. A pharmacokinetic, pharmacodynamic, and electrocardiographic study of liposomal mifamurtide(L-MTP-PE) in healthy adult volunteers. Eur J Clin Pharmacol, 2012, 68 (10): 1347-1355.

40. Deroose JP, Eggermont AM, van Geel AN, et al. Long-term results of tumor necrosis factor alpha- and melphalan-based isolated limb perfusion in locally advanced extremity soft tissue sarcomas. J Clin Oncol, 2011, 29 (30): 4036-4044.

41. Grünhagen DJ, de Wilt JH, ten Hagen TL, et al. Technology insight: Utility of TNF-alpha-based isolated limb perfusion to avoid amputation of irresectable tumors of the extremities. Nat Clin Pract Oncol, 2006, 3 (2): 94-103.

42. Bhangu A, Broom L, Nepogodiev D, et al. Outcomes of isolated limb perfusion in the treatment of extremity soft tissue sarcoma: a systematic review. Eur J Surg Oncol, 2013, 39 (4): 311-319.

43. Hemmerle T, Probst P, Giovannoni L, et al. The antibody-based targeted delivery of TNF in combination with doxorubicin eradicates sarcomas in mice and confers protective immunity. Br J Cancer, 2013, 109 (5): 1206-1213.

44. Spitaleri G, Berardi R, Pierantoni C, et al. Phase I/II study of the tumour-targeting human monoclonal antibody-cytokine fusion protein L19-TNF in patients with

advanced solid tumours. J Cancer Res Clin Oncol, 2013, 139 (3): 447-455.

45. Papadia F, Basso V, Patuzzo R, et al. Isolated limb perfusion with the tumor-targeting human monoclonal antibody-cytokine fusion protein L19-TNF plus melphalan and mild hyperthermia in patients with locally advanced extremity melanoma. J Surg Oncol, 2013, 107 (2): 173-179.

46. Yap TA, Arkenau HT, Camidge DR, et al. First-in-human phase I trial of two schedules of OSI-930, a novel multikinase inhibitor, incorporating translational proof-of-mechanism studies. Clin Cancer Res, 2013, 19 (4): 909-919.

47. Brown HK, Holen I. Anti-tumour effects of bisphosphonates--what have we learned from in vivo models? Curr Cancer Drug Targets, 2009, 9 (7): 807-823.

48. Kubista B, Trieb K, Sevelda F, et al. Anticancer effects of zoledronic acid against human osteosarcoma cells. Journal of Orthopaedic Research, 2006, 24 (6): 1145-1152.

49. Kansara M, Teng MW, Smyth MJ, et al. Translational biology of osteosarcoma. Nat Rev Cancer, 2014, 14 (11): 722-735.

50. Lamoureux F, Richard P, Wittrant Y, et al. Therapeutic relevance of osteoprotegerin gene therapy in osteosarcoma: blockade of the vicious cycle between tumor cell proliferation and bone resorption. Cancer Res, 2007, 67 (15): 7308-7318.

51. Endo-Munoz L, Evdokiou A, Saunders NA. The role of osteoclasts and tumour-associated macrophages in osteosarcoma metastasis. Biochim Biophys Acta, 2012, 1826 (2): 434-442.

52. Rousseau J, Escriou V, Lamoureux F, et al. Formulated siRNAs targeting

中国医学临床百家

Rankl prevent osteolysis and enhance chemotherapeutic response in osteosarcoma models. J Bone Miner Res, 2011, 26 (10): 2452-2462.

53. Ando K, Mori K, Rédini F, et al. RANKL/RANK/OPG: key therapeutic target in bone oncology. Curr Drug Discov Technol, 2008, 5 (3): 263-268.

54. Zhou G, Shi X, Zhang J, et al. MicroRNAs in osteosarcoma: from biological players to clinical contributors, a review. J Int Med Res, 2013, 41 (1): 1-12.

55. Gao Y, Luo LH, Li S, et al. miR-17 inhibitor suppressed osteosarcoma tumor growth and metastasis via increasing PTEN expression. Biochem Biophys Res Commun, 2014, 444 (2): 230-234.

56. Shen L, Chen XD, Zhang YH.MicroRNA-128 promotes proliferation in osteosarcoma cells by downregulating PTEN.Tumour Biol, 2014, 35 (3): 2069-2074.

57. Zhao G, Cai C, Yang T, et al. MicroRNA-221 induces cell survival and cisplatin resistance through PI3K/Akt pathway in human osteosarcoma. PLoS One, 2013, 8 (1): e53906.

58. Zhao H, Guo M, Zhao G, et al. miR-183 inhibits the metastasis of osteosarcoma via downregulation of the expression of Ezrin in F5M2 cells. Int J Mol Med, 2012, 30 (5): 1013-1020.

59. Zhu J, Feng Y, Ke Z, et al. Down-regulation of miR-183 promotes migration and invasion of osteosarcoma by targeting Ezrin. Am J Pathol, 2012, 180 (6): 2440-2451.

60. Sabile AA, Arlt MJ, Muff R, et al. Cyr61 expression in osteosarcoma

indicates poor prognosis and promotes intratibial growth and lung metastasis in mice. J Bone Miner Res, 2012, 27 (1): 58-67.

61. Huang J, Gao K, Lin J, et al. MicroRNA-100 inhibits osteosarcoma cell proliferation by targeting Cyr61. Tumour Biol, 2014, 35 (2): 1095-1100.

62. Liang W, Gao B, Fu P, et al. The miRNAs in the pathgenesis of osteosarcoma. Front Biosci (Landmark Ed), 2013, 18: 788-794.

63. Nugent M.MicroRNA function and dysregulation in bone tumors: the evidence to date. Cancer Manag Res, 2014, 6: 15-25.

64. Garzon R, Marcucci G, Croce CM.Targeting micrornas in cancer: rationale, strategies and challenges. Nat Rev Drug Discov, 2010, 9 (10): 775-789.

65. Zhang Y, Hu H, Song L, et al. Epirubicin-mediated expression of miR-302b is involved in osteosarcoma apoptosis and cell cycle regulation. Toxicol Lett, 2013, 222 (1): 1-9.

66. Yang J, Zhang W. New molecular insights into osteosarcoma targeted therapy. Current Opinion in Oncology, 2013, 25 (4): 398-406.

67. Houghton PJ, Morton CL, Tucker C, et al. The pediatric preclinical testing program: description of models and early testing results. Pediatr Blood Cancer, 2007, 49 (7): 928-940.

68. Sampson VB, Gorlick R, Kamara D, et al. A review of targeted therapies evaluated by the pediatric preclinical testing program for osteosarcoma. Front Oncol, 2013, 3: 132.

69. Luu HH, Kang Q, Park JK, et al. An orthotopic model of human osteosarcoma

中国医学临床百家

growth and spontaneous pulmonary metastasis. Clin Exp Metastasis, 2005, 22 (4):
319-329.

70. Mutsaers AJ, Ng AJ, Baker EK, et al. Modeling distinct osteosarcoma
subtypes in vivo using Cre:lox and lineage-restricted transgenic shRNA. Bone, 2013,
55 (1): 166-178.

71. Rowell JL, McCarthy DO, Alvarez CE. Dog models of naturally occurring
cancer. Trends Mol Med, 2011, 17 (7): 380-388.

72. Mueller F, Fuchs B, Kaser-Hotz B. Comparative biology of human and canine
osteosarcoma. Anticancer Res, 2007, 27 (1A): 155-164.

73. Paoloni M, Davis S, Lana S, et al. Canine tumor cross-species genomics
uncovers targets linked to osteosarcoma progression. BMC Genomics, 2009, 10: 625.

74. Scott MC, Sarver AL, Gavin KJ, et al. Molecular subtypes of osteosarcoma
identified by reducing tumor heterogeneity through an interspecies comparative approach.
Bone, 2011, 49 (3): 356-367.

75. Rankin KS, Mike S, John L, et al. Of dogs and men: Comparative biology
as a tool for the discovery of novel biomarkers and drug development targets in
osteosarcoma. Pediatric Blood & Cancer, 2012, 58 (3): 327-333.

76. Monks NR, Cherba DM, Kamerling SG, et al. A multi-site feasibility study
for personalized medicine in canines with osteosarcoma. J Transl Med, 2013, 11: 158.

77. Hemmerle T, Neri D.The antibody-based targeted delivery of interleukin-4 and
12 to the tumor neovasculature eradicates tumors in three mouse models of cancer. Int J
Cancer, 2014, 134 (2): 467-477.

78. Bielack SS, Smeland S, Whelan JS. Methotrexate, Doxorubicin, and Cisplatin (MAP) Plus Maintenance Pegylated Interferon Alfa-2b Versus MAP Alone in Patients With Resectable High-Grade Osteosarcoma and Good Histologic Response to Preoperative MAP: First Results of the EURAMOS-1 Good Response Randomized Controlled Trial. J Clin Oncol, 2015, 33 (20): 2279-2287.

79. Whelan JS, Bielack SS, Marina N, et al. EURAMOS-1, an international randomised study for osteosarcoma: results from pre-randomisation treatment. Ann Oncol, 2015, 26 (2): 407-414.

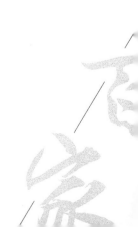

# 外科治疗

## 39. 由于化疗、影像学和外科重建技术的进步，已使得保肢术能达到较好的肿瘤局部控制

当采用辅助或新辅助化疗控制原发部位的肿瘤和全身可能存在的微小转移病灶的同时，运用外科方法切除原发部位的骨肉瘤和已经发现的跳跃病灶是巩固化疗效果和进一步提高患者生存率的重要保证。是否能获得保肢需要骨肿瘤医师根据每一个患者的具体情况做出评价，如肿瘤的外科分期、肿瘤的解剖位置是否能达到一个有安全边界的广泛切除、功能重建后的肢体功能是否优于义肢的功能、外科手术后可能出现的并发症会不会明显影响后续的化疗和患者的社会经济状态是否可承受保肢治疗等。完成骨肉瘤的保肢治疗是由切除骨肉瘤和重建切除肿瘤后的骨缺损两部分组成。近年来，由于根治性切除需要完整地切除相应的肌肉组织间隔，造成较严重的肢体伤残而并没有提高生存率，在临床上已较少采用。目前主要采用扩大切除的方法，扩大切除是指切除包绕肿瘤的正常组织，但具体切除多少正常组织需要依赖临近的组织结构，经常会为了保存重要的血管神经结构在某一部位切除

较少的正常组织，在临床上，每一个术者都会有自己达到切除的安全边界的经验和体会，有时会采用血管神经重建的方法获得肿瘤的广泛切除。目前认为，只要达到肿瘤的广泛切除，可以获得较高的局部疾病控制率，患者可有较好的预后和较高的生存率。关于病理骨折以往认为是保肢的禁忌证，目前认为只要可以做到广泛切除，患者的局部复发率和生存率并不比截肢的患者低。

从理论上说：截肢术可以更好地控制局部复发，但由于化疗、影像学和外科重建技术的进步，已使得保肢术也能达到较好的肿瘤局部控制，目前在临床上，四肢骨肉瘤的保肢率已达到 85%。意大利罗里佐里骨肿瘤中心报告了一组 560 例骨肉瘤患者，比较了保肢组和截肢组的局部复发率，没有明显的统计学意义，同样在该中心的一项研究表明：局部复发与肿瘤是否完整切除、肿瘤的分级、肿瘤的生物学特性相关，而与采用何种手术方式无关，最近的一个 Meta 分析研究了 1300 例骨肉瘤患者，也报告了相同的结果。肿瘤切除后的骨与关节缺损的重建有多种方式，它包括肿瘤型的关节假体、大段同种异体骨移植、自体骨移植和混合上述方法的复合重建等，但肿瘤型假体在近几十年来因为其较好模拟了关节的活动性、稳定性和承重性，是目前临床上采用最多的一种方式，这种假体已从以往的单一订制式发展到目前的组配型假体，它节省了定制时间，直接在手术中进行测量，有多种不同尺寸的配件给予选择，精确度和匹配度均优于定制式假体。目前国内有北京立达康、山东威高和北京春立正达生产的组配型肿瘤型假体已达到临床要求并广泛使用。但肿瘤型假体也有其一定的缺点，主要有感染、活动部件的磨损及磨损微粒的形成、金属部件的断裂等机械性失败的危险，目前认为，肿瘤型假体的机械性失败率在手术后 5 年约为 20%，在手术后 10 年约为 40%，最近英国的一项假体植入 15 年的随访表明：在手术后 10 年需要做假体翻修或截肢的比例为 42%，其中 51% 再手术的原因是机械性失败，33% 再手术的原因是感染。由于骨肉瘤患者较多为青少年患者，长期存活的患者在其一生中大多将有多次关节翻修。大段同种异体骨移植需要考虑骨源以及移植骨与宿主骨形态的匹配度，移植成功的关键是移植骨与宿主骨间给予坚强的固定和产生生物学的连接，这一连接的重要特征是宿主血管长入移植骨、移植骨产生一定程度的骨化、软组织附着移植骨和在影像学上显示宿主骨与移植骨连接部位的骨性融合。但是大段同种异体骨由于感染、骨折和骨不连等问题，可以使这一方法的失败率高达 17% ～ 20%，另外放疗、化疗和患者的低营养状态也会增加骨不连的发生率，大段同种移植骨移植失败最常发生在移植后的 3 年内，一旦移植超过 5 年，约 75% 的手术患者可以获得较好的效果，如果移植超过 20 年，可以获得更好的长期疗效。使用带关节的大段同种异体骨的骨移植时，常常由于软骨的塌陷而形成骨性关节炎进而导致重建手术的失败，为解决这一问题，目前在临床上常采用复合移植的方法，即在肿瘤假体的柄部套接同种异体骨，这一方法既得到一个稳定和活动良好的关节，又获得了良好的关节周围的肌肉和软组织的附着和肢体的功能，也更有利于异体骨的成活。

由于骨肉瘤的好发年龄是儿童和青少年，好发部位是在干骺端，特别是在下肢肿瘤切除后必然出现患侧肢体的短缩，通常到发育成熟期时，平均至少会有 2cm 的短缩，目前解决这一问题的办法通常是采用可以延长的肿瘤假体或采用旋转成形术，但对于有些肿瘤没有侵犯下肢骨骺时，在能够做到完全切除肿瘤的情况下，可采用保留骨骺的肿瘤切除加同种异体骨或自体骨的重建，最近一组报告 35 例阿根廷患者采用这一方法获得了较好的长期保存肢体的结果。但在不能保留骨骺且临床预计肢体不等长 > 3cm 时，可考虑采用可延长型肿瘤假体，这种假体一般分为两种，一种是需要通过一个小手术做假体的延长，另一种是通过电磁反应做假体延长，这种假体虽然有不需要手术的优点，但其第一代产品有较高的失败率，第二代产品刚进入临床使用，尚难以判断效果。大部分的可延长型肿瘤假体随着患者的年龄增长和活动情况会更换成永久型肿瘤假体。旋转成形术对于股骨远端骨肉瘤，特别是对活动量要求比较大的患者仍是一个较好的选择，但很少有患者和患者的家人对此截肢方法满意。

发生在躯干部位的骨肉瘤很少见，骨盆骨肉瘤仅占所有骨肉瘤的 8%，与四肢骨肉瘤相比，往往在发现时肿瘤体积就已经较大，肿瘤的生物学活性多变，较易发生转移。外科切除肿瘤仍然是治疗的重要手段，但由于其骨结构的解剖复杂性和邻近的重要血管神经和脏器，手术后的并发症较多，肿瘤切除后的重建较为困难，甚至对有些患者，重建仅增加了并发症而并没有改善功能，所以建议这类手术应该去有资质、有能力的专科中心完成。

除了外科治疗外，放射治疗可能对局部控制肿瘤和提高生存率有一定帮助。发生在脊柱的骨肉瘤罕见，发生的部位常常位于椎体，需要做根治性切除。当骨肉瘤发生远处转移时，目前的方法主要还是尽可能切除肿瘤，对于有肺部转移的骨肉瘤患者，尽管预后较差，但肺部转移瘤的清扫术对缓解病情和改善生存率有一定的帮助。

当骨肉瘤完成系统治疗后，每三个月一次的肺部和肿瘤部位的检查应维持两年，后续的随访检查可以逐渐延长间隔时间。20% ～ 30% 的局部复发和 80% 的肺部转移通常发生在治疗结束后的前三年。复发骨肉瘤的治疗通常采用二线化疗加手术以切除复发肿瘤，如果复发肿瘤可以完全切除，患者仍然有较多的延长生存的机会。

## 40. 我国保肢术与相关重建技术进展迅速

随着计算机辅助数字化技术、材料学、材料力学、表面处理和机械化加工技术的发展和在医学方面的不断渗入和深入，近年来在手术精准切除骨肿瘤，骨与关节缺损的重建，骨组织与植入材料的融合等方面充分利用到了这些技术，尽管这些技术需要多种专业、学科的介入、需要一定的设备和条件、骨肿瘤外科医师熟练掌握相关的技术可能有较长的学习曲线，但这些技术一定是骨肉瘤保肢外科方面发展的方向，下面简述国内目前发展的情况。

（1）数字化技术辅助骨肉瘤精准切除的外科技术。这一技术的运用主要是利用患者的影像学资料，通过计算机数字处理技术和术中影像导航指导骨肿瘤医师在手术切除骨肿瘤时能使手术前设计的方案和手术中设计的方案达到高度一致，这样既可以完整切除肿瘤又可以准确获得肿瘤切除的安全边界，最大范围地保留了患者的骨量，这一技术较为适合儿童保留骨骺的保肢手术。目前在北京积水潭医院和中国人民解放军空军军医大学附属西京医院的骨肿瘤科均能较好地运用这一技术（图11）。

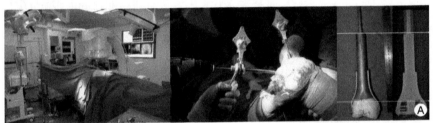

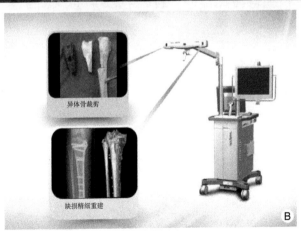

图11　A 北京积水潭医院骨肿瘤科在导航下实施保留骨骺的保肢手术示意图；
　　　 B 西京医院骨肿瘤科在导航下实施保留骨骺的保肢手术示意图
（彩图见彩插3）

（2）3D打印个体化金属假体重建骨与关节肿瘤切除后的重建骨缺损技术。由于恶性骨肿瘤生长的不确定性和不规则性以及某些解剖部位的复杂性，重建骨与软组织恶性肿瘤切除后的骨缺损、最大限度地保留肢体的功能一直是骨肿瘤外科的挑战，近年来采用的3D打印技术可以个体化重建各种复杂解剖部位的骨缺损假体和儿童保留骨骺的骨缺损假体。这种技术精准、快速、给手术者和患者立体化的直观感觉，可以制作截骨导板指导手术中肿瘤的精确切除，以达到在生物力学方面、解剖方面和内固定钉安放和软组织重建方面最佳的重建方式，随着材料学、材料力学和表面处理技术的不断进步，宿主骨组织与3D打印植入材料间组织相容性研究的逐渐深入，这种骨与关节的缺损的重建技术将逐渐接近生物学重建的标准。目前北京大学人民医院、空军医科大学附属西京医院、上海第九人民医院和华中科技大学附属协和医院骨肿瘤科在骨盆、骶尾骨和四肢骨肿瘤的保肢方面均能较好地运用这一技术（图12）。

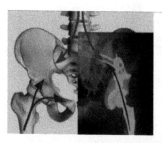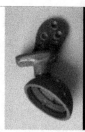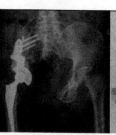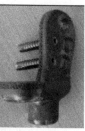

图12　北京大学附属人民医院的3D打印技术实施髋部肿瘤的保肢手术示意图
（彩图见彩插4）

（3）儿童保肢中的骨搬运技术。这一技术主要是考虑到儿童期骨肉瘤患者由于有较长时间的生长发育期，常规的骨缺损重建方法可能会带来多次的翻修手术和造成患儿严重的肢体不等长，利用外固定支架技术逐渐牵拉在尽可能地保留患者骨骺生长能力的同时，修复骨肿瘤切除后的骨缺损，这也是一种真正意义上的生物学重建，尤其适合于低龄儿童的保肢治疗，目前解放军济南总医院骨肿瘤科可以较好地运用这一技术（图 13）。

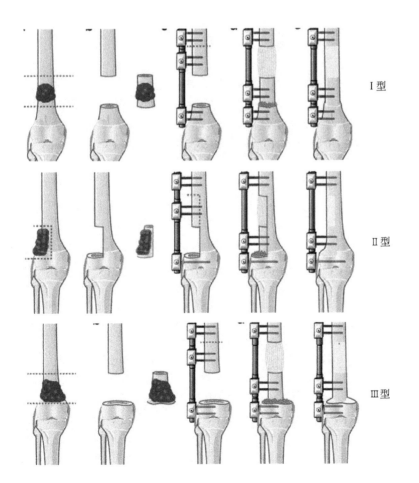

Ⅰ型

Ⅱ型

Ⅲ型

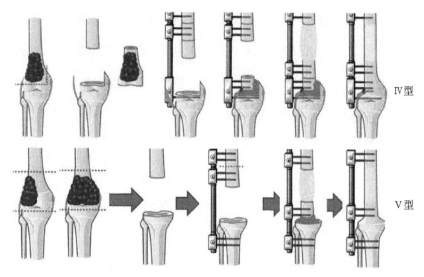

Ⅳ型

Ⅴ型

图13 五种类型的骨搬运技术示意图
（彩图见彩插5）

## 41. 旋转成形术和截肢术

旋转成形术主要适合于胫骨近段和股骨远端骨肉瘤的患者，这种手术方式需要保留完整的下肢重要的血管神经，可以达到较广泛的肿瘤切除，肢体远端部分旋转180°，与肢体近端保留的部分连接，将踝关节替代膝关节，安装一个膝下假肢，该假肢的功能在理论上相当于膝上假肢。当骨肉瘤患者不能满足保肢条件的情况下，旋转成形术是一种可以选择的治疗方法，但这种方法由于将踝关节替代膝关节，在外观上、患者的情感上以及某些社会因素，不容易被患者和其家人接受。

截肢术仍然是肢体骨肉瘤患者在术前化疗效果较差时、肿瘤侵犯重要血管神经时、广泛的软组织受侵犯不能做到保肢手术切除安全边界时以及一些低龄儿童因为有较长的生长发育期，采用保肢治疗影响肢体功能时需要选择的治疗方法。具体截肢的位置只要能够达到肿瘤切除的安全边界，理论上肢体残端保留的越长，安装假肢后残肢的功能越好。目前对截肢的患者，更多的研究和关注是安装假肢后生理和心理方面的评价，一组平均14岁接受截肢术的359例骨肉瘤患者，在他们平均35岁时给予Toronto Extremity Salvage Score（TESS）肢体功能评分和City of Hope's Quality of Life Cancer Survivor（QOL）生活质量评分。其结果显示，这些截肢患者总体有一个较高的肢体功能和生活质量评分，但其中女性截肢患者和在截肢时年龄较大的患者相对获得的评分较低，因此对这类患者，采用截肢治疗需要严格掌握截肢适应证，截肢术后的康复治疗应该更加积极。另一项多中心研究一组82例（48例保肢患者和34例截肢患者）长期生存的骨肉瘤患者采用生活质量问卷、明尼苏达多相人格量表和视觉模拟量表比较两组患者的生活质量、疼痛和心理，其结果显示：总的生活质量评分保肢组患者明显高于截肢组（$P<0.01$），尤其是在生活质量、工作满意度和职业关系方面尤为明显。

## 参考文献

1. Peabody TD，Attar S. Orthopaedic Oncology. Springer International Publishing，2014.

2. Bacci G，Longhi A，Cesari M，et al. Influence of local recurrence on survival

in patients with extremity osteosarcoma treated with neoadjuvant chemotherapy: the experience of a single institution with 44 patients. Cancer, 2006, 106 (12): 2701-2706.

3. Bacci G, Ferrari S, Bertoni F, et al. Long-term outcome for patients with nonmetastatic osteosarcoma of the extremity treated at the istituto ortopedico rizzoli according to the istituto ortopedico rizzoli/osteosarcoma-2 protocol: an updated report. Journal of Clinical Oncology, 2000, 18 (24): 4016-4027.

4. Scully SP, Ghert MA, Zurakowski D, et al. Pathologic fracture in osteosarcoma: prognostic importance and treatment implications. Journal of Bone & Joint Surgery American Volume, 2002, 84-A (1): 49-57.

5. Grimer RJ. Surgical options for children with osteosarcoma. Lancet Oncol, 2005, 6 (2): 85.

6. Marulanda GA, Henderson ER, Johnson DA, et al. Orthopedic surgery options for the treatment of primary osteosarcoma. Cancer Control, 2008, 15 (1): 13-20.

7. Bacci G, Ferrari S, Lan S, et al. Osteosarcoma of the limb. Amputation or limb salvage in patients treated by neoadjuvant chemotherapy. J Bone Joint Surg Brit, 2002, 84 (1): 88-92.

8. Rougraff BT, Simon MA, Kneisl JS, et al. Limb salvage compared with amputation for osteosarcoma of the distal end of the femur. A long-term oncological, functional, and quality-of-life study. J Bone Joint Surg Am, 1994, 76 (5): 649-656.

9. Simon MA.Limb salvage for osteosarcoma in the 1980s. Clin Orthop Relat Res, 1991, 270: 264-270.

10. Simon MA, Aschliman MA, Thomas N, et al. Limb-salvage treatment versus amputation for osteosarcoma of the distal end of the femur. 1986. J Bone Joint Surg Am, 2005, 87 (12): 2822.

11. Li X, Zhang Y, Wan S, et al. A comparative study between limb-salvage and amputation for treating osteosarcoma. J Bone Oncol, 2016, 5 (1): 15-21.

12. Haddox CL, Han G, Anijar L, et al. Osteosarcoma in pediatric patients and young adults: a single institution retrospective review of presentation, therapy, and outcome. Sarcoma, 2014, 2014: 402509.

13. Bielack SS, Kempf-Bielack B, Delling G, et al. Prognostic factors in high-grade osteosarcoma of the extremities or trunk: an analysis of 1, 702 patients treated on neoadjuvant cooperative osteosarcoma study group protocols. J Clin Oncol, 2002, 20(3): 776-790.

14. Jeys LM, Kulkarni A, Grimer RJ, et al. Endoprosthetic reconstruction for the treatment of musculoskeletal tumors of the appendicular skeleton and pelvis. J Bone Joint Surg Am, 2008, 90 (6): 1265-1271.

15. Grimer RJ, Aydin BK, Wafa H, et al. Very long-term outcomes after endoprosthetic replacement for malignant tumours of bone. Bone Joint J, 2016, 98-B(6): 857-864.

16. Mankin HJ, Gebhardt MC, Jenning LC, et al. Long-term results of allograft replacement in the management of bone tumors. Clin Orthop Relat Res, 1996, 324: 86-97.

17. Aponte-Tinao L, Ayerza MA, Muscolo DL, et al. Survival, recurrence, and

function after epiphyseal preservation and allograft reconstruction in osteosarcoma of the knee. Clin Orthop Relat Res, 2015, 473 (5): 1789-1796.

18. Benevenia J, Patterson F, Beebe K, et al. Results of 20 consecutive patients treated with the Repiphysis expandable prosthesis for primary malignant bone. Springerplus, 2015, 4 (1): 793.

19. Staals EL, Colangeli M, Ali N, et al. Are Complications Associated With the Repiphysis (R) Expandable Distal Femoral Prosthesis Acceptable for Its Continued Use? Clin Orthop Relat Res, 2015, 473 (9): 3003-3013.

20. Gradl G, Postl LK, Lenze U, et al. Long-term functional outcome and quality of life following rotationplasty for treatment of malignant tumors. BMC Musculoskelet Disord, 2015, 16: 262.

21. Parry MC, Laitinen M, Albergo J, et al. Osteosarcoma of the pelvis. Bone Joint J, 2016, 98-B (4): 555-563.

22. Isakoff MS, Barkauskas DA, Ebb D, et al. Poor survival for osteosarcoma of the pelvis: a report from the Children's Oncology Group. Clin Orthop Relat Res, 2012, 470 (7): 2007-2013.

23. Farfalli GL, Albergo JI, Ritacco LE, et al. Oncologic and clinical outcomes in pelvic primary bone sarcomas treated with limb salvage surgery. Musculoskelet Surg, 2015, 99 (3): 237-242.

24. Mayerson JL, Wooldridge AN, Scharschmidt TJ. Pelvic resection: current concepts. J Am Acad Orthop Surg, 2014, 22 (4): 214-222.

25. Ozaki T, Flege S, Kevric M, et al. Osteosarcoma of the pelvis: experience of

the Cooperative Osteosarcoma Study Group. J Clin Oncol, 2003, 21 (2): 334-341.

26. Dekutoski MB, Clarke MJ, Rose P, et al. Osteosarcoma of the spine: prognostic variables for local recurrence and overall survival, a multicenter ambispective study. J Neurosurg Spine, 2016, 25 (1): 59-68.

27. Biermann JS, Adkins DR, Agulnik M, et al. Bone cancer. J Natl Compr Canc Netw, 2013, 11 (6): 688-723.

28. Kempf-Bielack B, Bielack SS, Jürgens H, et al. Osteosarcoma relapse after combined modality therapy: an analysis of unselected patients in the Cooperative Osteosarcoma Study Group (COSS). J Clin Oncol, 2005, 23 (3): 559-568.

# 影响骨肉瘤患者预后的因素

尽管采用新辅助化疗、根治性的外科切除肿瘤和肺转移清扫和联合放疗及靶向治疗已使 60% ～ 70% 的骨肉瘤患者获得了长期生存，但仍然有 30% ～ 40% 死于肿瘤的反复复发、肺转移及全身多发转移。影响骨肉瘤患者长期生存的危险因素已有较多的大数据统计和临床试验的分析，本章主要总结近几年来科学性、客观性较强的分析、统计和研究，以供参考。

## 42. 美国肿瘤检测、流行病及最终检测数据库（SEER）资料

成立于 1973 年的美国肿瘤监测、流行病学及最终结果程序数据库（SEER）分析了 1991—2010 年间 2849 例各种类型的高度恶性骨肉瘤患者，其中首诊就存在可见肺部转移的有 661 例（23%），在确诊骨肉瘤时没有远处转移的患者 2 年、5 年和 10 年的生存率分别是 83.6%、71.8% 和 65.8%；伴有远处转移的患者

2 年、5 年和 10 年的生存率分别是 48.4%、30.4% 和 24.0%。这一结果显示仍有 30% 以上的骨肉瘤患者不能获得长期生存。该数据库分析了这组患者影响生存的危险因素，通过单变量分析，患者的社会经济状态（SES，通过家庭平均收入、家庭中生活在贫困线以下人数的比例和受教育程度三个变量进行评分）小于或等于 3 分，肿瘤体积大于或等于 10cm，患者年龄大于或等于 60 岁，肿瘤位于躯干部位，男性患者和有 Paget 病史的骨肉瘤患者均作为有明确统计学意义，提示预后差的危险因素。为了进一步明确影响骨肉瘤患者生存的独立危险因素，有多项多因素分析表明：在 25 ～ 59 岁和 > 60 岁的年龄段首诊具有肺转移、男性患者、肿瘤发生在中轴骨区域和肿瘤 > 10cm 或不能确定肿瘤大小可以作为影响骨肉瘤患者长期预后的独立危险因素。

## *43.* 欧洲骨肉瘤协作组资料

在 1983—2002 年间，欧洲骨肉瘤协作组进行了三项随机对照临床试验，1067 例四肢骨肉瘤的患者入组，给予标准的顺铂、阿霉素化疗方案、加入甲氨蝶呤的化疗方案等，平均随访 9.4 年，其标准的生存分析显示：5 年和 10 年的生存率分别为 56% 和 52%，单变量和多变量统计分析表明：女性患者、肿瘤位于肢体的远端、良好的术前化疗反应是提示长期预后良好的因素。具体为：女性的 5 年生存率是 61%（95%，*CI*：56% ～ 66%），男性 5 年生存率是 53%（95%，*CI*：49% ～ 57%）；肿瘤位于肢体远端的患者 5 年生存率是 58%（95%*CI*：55% ～ 61%），位于肢体近端的患者是 46%（95%*CI*：38% ～ 54%），术前化疗反应好的患者 5 年生存率是 73%（95%*CI*：67% ～ 78%），相对于化疗反应差的患者是 47%（95%*CI*：42% ～ 52%）。

## 44. 其他相关资料

除了上述两项多中心，超过 1000 例患者的影响骨肉瘤预后因素的统计学分析所提到的相关因素外，对于肢体骨肉瘤，有一项 4838 例骨肉瘤患者化疗临床试验的 Meta 分析显示：女性患者化疗导致的肿瘤坏死率相对较高且有较高的总生存率；儿童患者较成人和青少年预后更佳。高身体质量指数（BMI）者的总生存率较低。还有一些研究报告表明有些因素与预后相关，如骨肉瘤的组织学亚型、外科切除边缘、血清碱性磷酸酶和乳酸脱氢酶的水平、P- 糖蛋白和 *Erb2* 的表达。但这些因素可能是存在研究方法上的差异，样本量的大小、地域和种族的不同等，有时会出现一些矛盾的研究结果，这需要根据研究的具体情况做出具体的分析。

## 45. 国内相关资料

对于骨肉瘤复发的患者，他们的长期生存状态如何？是何种因素影响这类患者的长期生存？近期笔者参与国内 7 家医院 2000—2016 年间统计的骨肉瘤患者的数据显示：首诊无远处转移的四肢高度恶性的四肢骨肉瘤患者共 1522 例，其中复发患者

282 例，复发率 18.5%。笔者统计了 2000—2012 年间有完整随访资料的 72 例患者，其中男性 44 例、女性 28 例，平均年龄 21.7 岁（7～61 岁），复发部位：股骨 42 例、胫骨 18 例、肱骨 7 例和腓骨 5 例。本组 72 例患者随访至 2016 年底时，存活 18 例、死亡 54 例，五年以上的长期生存率为 25%。在这组患者中，单纯复发 14 例，复发＋转移 58 例，其中多次复发 8 例、多处转移 7 例，由于早年骨肉瘤的规范化治疗实施受到多种因素的影响，故笔者选择年龄、性别、手术前化疗次数、手术后化疗次数和复发后治疗与否 5 项指标进行单因素和多因素的统计学分析，分析结果显示：手术后一线化疗次数小于两次是骨肉瘤患者复发和预后差的危险因素；患者复发后未给予多模式综合治疗（再手术切除复发肿瘤和肺转移清扫术、二线化疗、放疗、靶向治疗等）是影响复发转移患者长期生存的危险因素。关于影响骨肉瘤复发患者长期生存的危险因素，相关的文献报告和大样本的调查研究不多，有学者报道一组 45 例复发患者，5 年的生存率为 30%，10 年的生存率为 13%，并认为复发肿瘤的体积＞5cm，出现肺部转移是影响复发患者长期生存的危险因素。另一学者分析 44 例复发患者后认为，骨肉瘤复发本身就是预后差的危险因素，还有一学者统计了 18 例骨肉瘤复发患者后发现，该组患者的生存与再切除复发肿瘤的彻底性有关，截肢与未截肢的患者无病生存时间分别是 2.44 年和 0.86 年，做肺部清扫和未做肺部清扫的无病生存时间分别是 2.7 年和 0.85 年。对存在有转移的骨肉瘤患者，初诊时转移灶的数量和已完全切除的转移灶数量是影响患者预后的独立因素。对伴有一个或少数几个可以切除的转移灶的患者，其总生存率与没有转移灶的骨肉瘤患者相似。

## 参考文献

1. Bielack SS, Kempf-Bielack B, Delling G, et al. Prognostic factors in high-grade osteosarcoma of the extremities or trunk: an analysis of 1, 702 patients treated on neoadjuvant cooperative osteosarcoma study group protocols. J Clin Oncol, 2002, 20 (3): 776-790.

2. Clark JC, Dass CR, Choong PF. A review of clinical and molecular prognostic factors in osteosarcoma. J Cancer Res Clin Oncol, 2008, 134 (3): 281-297.

3. Duchman KR, Gao Y, Miller BJ. Prognostic factors for survival in patients with high-grade osteosarcoma using the Surveillance, Epidemiology, and End Results (SEER) Program database. Cancer Epidemiol, 2015, 39 (4): 593-599.

4. Whelan JS, Jinks RC, McTiernan A, et al. Survival from high-grade localised extremity osteosarcoma: combined results and prognostic factors from three European Osteosarcoma Intergroup randomised controlled trials. Ann Oncol, 2012, 23 (6): 1607-1616.

5. Marnie C, Miriam W, Rachel C, et al. Benefits and adverse events in younger versus older patients receiving neoadjuvant chemotherapy for osteosarcoma: findings from a meta-analysis. Journal of Clinical Oncology Official Journal of the American Society of Clinical Oncology, 2013, 31 (18): 2303-2312.

6. Altaf S, Enders F, Jeavons E, et al. High-BMI at diagnosis is associated with inferior survival in patients with osteosarcoma: a report from the Children's Oncology Group. Pediatr Blood Cancer, 2013, 60 (12): 2042-2046.

7. Bacci G, Longhi A, Versari M, et al. Prognostic factors for osteosarcoma of the extremity treated with neoadjuvant chemotherapy: 15-year experience in 789 patients treated at a single institution. Cancer, 2006, 106 (5): 1154–1161.

8. Smeland S, Müller C, Alvegard TA, et al. Scandinavian Sarcoma Group Osteosarcoma Study SSG VIII: prognostic factors for outcome and the role of replacement salvage chemotherapy for poor histological responders. Eur J Cancer, 2003, 39 (4): 488-494.

9. Akatsuka T, Wada T, Kokai Y, et al. ErbB2 expression is correlated with increased survival of patients with osteosarcoma. Cancer, 2002, 94 (5): 1397-1404.

10. Bramer JA, van Linge JH, Grimer RJ, et al. Prognostic factors in localized extremity osteosarcoma: a systematic review. Eur J Surg Oncol, 2009, 35 (10): 1030-1036.

11. Weeden S, Grimer RJ, Cannon SR, et al. The effect of local recurrence on survival in resected osteosarcoma. Eur J Cancer, 2001, 37 (1): 39.

12. Takeuchi A, Lewis VO, Satcher RL, et al. What are the factors that affect survival and relapse after local recurrence of osteosarcoma? Clin Orthop Relat Res, 2014, 472 (10): 3188-3195.

13. Bacci G, Briccoli A, Ferrari S, et al. Neoadjuvant chemotherapy for osteosarcoma of the extremities with synchronous lung metastases: treatment with

cisplatin, adriamycin and high dose of methotrexate and ifosfamide. Oncol Rep, 2000, 7 (2): 339-346.

14. Kager L, Zoubek A, Pötschger U, et al. Primary metastatic osteosarcoma: presentation and outcome of patients treated on neoadjuvant Cooperative Osteosarcoma Study Group protocols. J Clin Oncol, 2003, 21 (10): 2011-2018.

中国医学临床百家

# 近三年《NCCN 骨肉瘤临床实践指南》的变化与解读

到笔者撰稿为止，NCCN 关于《骨肉瘤临床实践指南》近三年共出版 2015 年版、2016 年版与 2017 年版和 2018 年第一版，纵观这几版指南，变化不大，这可能是和骨肉瘤的特点有关，骨肉瘤发病率较低，近 30 多年来，治疗方面的进展不明显，尤其是针对复发和转移的患者，骨肉瘤的生物学特性复杂，新的治疗方法不多。笔者就这几版的变化情况，更新要点给予解读。

## 46. 新辅助化疗方面的变化

在新辅助化疗方面，2017 年版、2018 年第一版在术前化疗后细化了对原发肿瘤化疗前后的影像学检查，并强调要评价术前化疗的效果，这可能为后续的化疗方法的选择提供依据。

在骨肉瘤一线化疗的方案中，在顺铂＋阿霉素方案和大剂量甲氨蝶呤＋顺铂＋阿霉素方案中，与 2015 版指南相比，2016 版、2017 版和 2018 第一版均在这两个方案后增加标注为一类证据，但这四个版本在这两个推荐方案上所标注的参考文献是一致的。

## *47.* 术后化疗方面的变化

在手术切除原发局部肿瘤后，不论切缘是阳性还是阴性，对术前评估化疗反应差的患者，在进一步治疗方面，2015 版和 2016 版只提出要更改化疗方案，但在 2017 和 2018 第一版中增加了可以使用原来的化疗方案。另外在关于更改化疗方案这一建议上，在 2016 和 2017 版均为 2B 类证据，但在 2018 版中已改为 3 类证据，上述这些变化的理由可能是：①在意大利 Rizzoli 报告的一组 881 例无转移的四肢骨肉瘤患者中，尽管化疗反应的好与差对 5 年的无病生存率和总生存率存在统计学差异，但化疗反应差的患者 5 年的无病生存率和总生存率仍然分别达到了 51.3% 和 63.7%；同样美国儿童肿瘤协作组的研究显示，一组化疗反应差的骨肉瘤患者，8 年的无病生存率和总生存率也分别为 46% 和 52%。②目前，可以使用的一线化疗药物可以更改的药物品种不多，一项在 MAP 方案中加用异环磷酰胺的大样本多中心随机临床研究中显示，加用异环磷酰胺随机临床未能得出较好的临床效果，也有多个学者在他们的研究中提到同样的结论。在最近欧美协作组的一项随机多中心 2000 多例患者的临床试验结果显示：对于术前甲氨蝶呤、阿霉素和顺铂的新辅助化疗反应差（肿瘤坏死率小于 90%）的骨肉瘤患者，术后加用异环磷酰胺和依托泊苷的五药方案与维持原来的三药方案相比，虽然术后 12 个月时无病生存率似乎有所提高，但在随访 36 个月后两组患者的总生存率和无病生存率没有统计学差异，所以五药方案仅推迟了肿瘤转移而并没有带来总生存率的提高。另外，在 2011 年发表的关于骨肉瘤化疗方案的一篇综述中，对骨肉瘤化疗的 5 种两药方案，8 种三药方案和 7 种四药方案的 142 个临床试验的全面比较显示：骨肉瘤的三药方案可能优于两药方案，而且四药方案仅与三药方案类似，因此对于新辅助化疗不敏感的患者，提高化疗剂量或更换化疗方案并不能改善患者的预后。

## *48.* 复发和转移患者治疗方面的变化

骨肉瘤经一线治疗后复发的患者经过指南推荐再次化疗和 / 或再次手术切除复发的肿瘤病情未能控制者，在 2015 年版指南中，推荐的治疗方案为手术治疗、临床试验、[153] 钐 - 乙二胺四亚甲基膦酸（[153]Sm-EDTMP）、姑息治疗和支持治疗，在 2016 版和 2017 版指南中这一部分增加了推荐使用 [223] 二氯化镭（[223]RaCl$_2$）的治疗，[223]RaCl$_2$ 是发射 α 粒子的放射性药物，具有亲骨性，临床前研究结果显示其在转移和复发的骨肉瘤的治疗中有效，初期的临床试验也表明其在骨肉瘤治疗中有效，且与 [153]Sm-EDTMP 相比，药效更强，毒性更小。但上述这两个药物在 2018 第一版中在这一部分未被推荐，有趣的是，在 2018 第一版骨肉瘤的讨论中仍然提到在复发治疗无效的患者可以用这两种药物，但在指南中对这类患者为何不被推荐用这两种药物也未做出解释，只是强烈推荐对这两种药物继续进行临床试验。

在治疗复发和转移骨肉瘤的二线方案中，①对复发患者进行二线化疗和 / 或再次手术治疗后，在 2017 年版和 2018 年第一版中增加了对上述治疗后的影像学评估，包括对局部复发肿瘤手术前后的对比和胸部 CT 的检查。② 2015 年版中推荐的一个化疗方案是异环磷酰胺 + 依托泊苷，但在 2016 年版、2017 年版和 2018 年第一版中，这一方案被改成大剂量异环磷酰胺和 / 或依托泊苷，并增加了一条参考文献为美国儿童肿瘤协作组报告的二期和三期的大剂量异环磷酰胺 + 依托泊苷治疗转移性骨肉瘤的临床试验，该试验显示 43 例新发转移的骨肉瘤患者使用上述方案总体治疗的反应率达到 59% 左右，但同时伴有较大的药物副作用。③同样，与 2015 年版相比，在二线化疗方案中关于靶向治疗中，2016 年版、2017 年版和 2018 年第一版中，增加了索拉非尼 + 依维莫司的方案，38 例不可切除或复发的高级别骨肉瘤患者使用该方案的结果显示是有效的，但有 66% 的患者因为药物较大的副作用而降低药量和 / 或接受干预治疗和终止治疗。

## 参考文献

1. Souhami RL，Craft AW，Van der Eijken JW，et al. Randomised trial of two regimens of chemotherapy in operable osteosarcoma：a study of the European

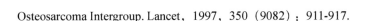

Osteosarcoma Intergroup. Lancet, 1997, 350 (9082): 911-917.

2. Bacci G, Ferrari S, Bertoni F, et al. Long-term outcome for patients with nonmetastatic osteosarcoma of the extremity treated at the istituto ortopedico rizzoli according to the istituto ortopedico rizzoli/osteosarcoma-2 protocol: an updated report. Journal of Clinical Oncology, 2000, 18 (24): 4016-4027.

3. Winkler K, Beron G, Delling G, et al.Neoadjuvant chemotherapy of osteosarcoma: results of a randomized cooperative trial (COSS-82) with salvage chemotherapy based on histological tumor response. Journal of Clinical Oncology Official Journal of the American Society of Clinical Oncology, 1988, 6 (2): 329.

4. Miser JS, Kinsella TJ, Triche TJ, et al. Ifosfamide with mesna uroprotection and etoposide: an effective regimen in the treatment of recurrent sarcomas and other tumors of children and young adults. Journal of Clinical Oncology Official Journal of the American Society of Clinical Oncology, 1987, 5 (8): 1191-1198.

5. Bacci G, Mercuri M, Longhi A, et al. Grade of chemotherapy-induced necrosis as a predictor of local and systemic control in 881 patients with non-metastatic osteosarcoma of the extremities treated with neoadjuvant chemotherapy in a single institution. European Journal of Cancer, 2005, 41 (14): 2079-2085.

6. Provisor AJ, Ettinger LJ, Nachman JB, et al. Treatment of nonmetastatic osteosarcoma of the extremity with preoperative and postoperative chemotherapy: a report from the Children's Cancer Group. Journal of Clinical Oncology, 1997, 15 (1): 76-84.

7. Winkler K, Beron G, Delling G, et al. Neoadjuvant chemotherapy of

osteosarcoma: results of a randomized cooperative trial (COSS-82) with salvage chemotherapy based on histological tumor response. Journal of Clinical Oncology Official Journal of the American Society of Clinical Oncology, 1988, 6 (2): 329-337.

8. Smeland S, Müller C, Alvegard TA, et al. Scandinavian Sarcoma Group Osteosarcoma Study SSG VIII: prognostic factors for outcome and the role of replacement salvage chemotherapy for poor histological responders. European Journal of Cancer, 2003, 39 (4): 488-494.

9. Smeland S, Bruland OS, Hjorth L, et al. Results of the Scandinavian Sarcoma Group XIV protocol for classical osteosarcoma: 63 patients with a minimum follow-up of 4 years. Acta Orthopaedica, 2015, 82 (2): 211-216.

10. Ferrari S, Ruggieri P, Cefalo G, et al. Neoadjuvant Chemotherapy With Methotrexate, Cisplatin, and Doxorubicin With or Without Ifosfamide in Nonmetastatic Osteosarcoma of the Extremity: An Italian Sarcoma Group Trial ISG/OS-1. Journal of Clinical Oncology, 2012, 30 (17): 2112-2118.

11. Marina N, Smeland S, Bielack S, et al. MAPIE vs MAP as postoperative chemotherapy in patients with a poor response to preoperative chemotherapy for newly-diagnosed osteosarcoma: results from EURAMOS-1 (Paper 032). Presented at Connective Tissue Oncology Society, 2014.

12. Subbiah V, Rohren E, Huh WW, et al. Phase 1 dose escalation trial of intravenous radium 223 dichloride alpha-particle therapy in osteosarcoma. Journal of Clinical Oncology, 2014.

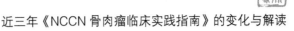
13. Subbiah V，Anderson P，Rohren E. Alpha Emitter Radium 223 in High-Risk Osteosarcoma：First Clinical Evidence of Response and Blood-Brain Barrier Penetration. Jama Oncology，2015，1（2）：253-255.

14. Anderson PM，Subbiah V，Rohren E. Bone-seeking radiopharmaceuticals as targeted agents of osteosarcoma：samarium-153-EDTMP and radium-223. Adv Exp Med Biol，2014，804：291-304.

15. Bramwell VH，Burgers M，Sneath R，et al. A comparison of two short intensive adjuvant chemotherapy regimens in operable osteosarcoma of limbs in children and young adults：the first study of the European Osteosarcoma Intergroup. J Clin Oncol，1992，10（10）：1579-1591.

16. Goorin AM，Harris MB，Bernstein M，et al. Phase II/III trial of etoposide and high-dose ifosfamide in newly diagnosed metastatic osteosarcoma：a pediatric oncology group trial. J Clin Oncol，2002，20（2）：426-433.

17. Grignani G，Palmerini E，Ferraresi V，et al. Sorafenib and everolimus for patients with unresectable high-grade osteosarcoma progressing after standard treatment：a non-randomised phase 2 clinical trial. Lancet Oncology，2015，16（1）：98-107.

# 出版者后记
## Postscript

　　科学技术文献出版社自 1973 年成立即开始出版医学图书，40 余年来，医学图书的内容和出版形式都发生了很大变化，这些无一不与医学的发展和进步相关。《中国医学临床百家》从 2016 年策划至今，感谢 600 余位权威专家对每本书、每个细节的精雕细琢，现已出版作品近百种。2018 年，丛书全面展开学科总主编制，由各个学科权威专家指导本学科相关出版工作，我们以饱满的热情迎来了《中国医学临床百家》丛书各个分卷的诞生，也期待着《中国医学临床百家》丛书的出版工作更加科学与规范。

　　近几年，中国的临床医学有了很大的发展，在国际医学领域也开始崭露头角。以北京天坛医院牵头的 CHANCE 研究成果改写美国脑血管病二级预防指南为标志，中国一批临床专家的科研成果正在走向世界。但是，这些权威临床专家的科研成果多数首先发表在国外期刊上，之后才在国内期刊、会议中展现。如果出版专著，又为多人合著，专家个人的观点和成果精华被稀释。为改变这种零落的展现方式，作为科技部所属的唯一一家出版机构，我们有责任为中国的临床医生提供一个系统展示临床研究成果的舞台。为此，我们策划出版了这套高端医学专著——《中国医学临床百家》丛书。

"百家"既指临床各学科的权威专家，也取百家争鸣之义。

丛书中每一本书阐述一种疾病的最新研究成果及专家观点，按年度持续出版，强调医学知识的权威性和时效性，以期细致、连续、全面展示我国临床医学的发展历程。与其他医学专著相比，本丛书具有出版周期短、持续性强、主题突出、内容精练、阅读体验佳等特点。在图书出版的同时，同步通过万方数据库等互联网平台进入全国的医院，让各级临床医师和医学科研人员通过数据库检索到专家观点，并能迅速在临床实践中得以应用。

在与作者沟通过程中，他们对丛书出版的高度认可给了我们坚定的信心。北京协和医院邱贵兴院士说"这个项目是出版界的创新……项目持续开展下去，对促进中国临床学科的发展能起到很大作用"。中国人民解放军第二军医大学孙颖浩校长表示"我鼓励我国的泌尿外科医生把自己的创新成果和宝贵的经验传播给国内同行，我期待本丛书的出版"；北京大学第一医院霍勇教授认为"百家丛书很有意义"。我们感谢这么多临床专家积极参与本丛书的写作，他们在深夜里的奋笔，感动着我们，鼓舞着我们，这是对本丛书的巨大支持，也是对我们出版工作的肯定，我们由衷地感谢作者的支持与付出！

在传统媒体与新兴媒体相融合的今天，打造好这套在互联网时代出版与传播的高端医学专著，为临床科研成果的快速转化服务，为中国临床医学的创新及临床医师诊疗水平的提升服务，我们一直在努力！

科学技术文献出版社

2018 年春

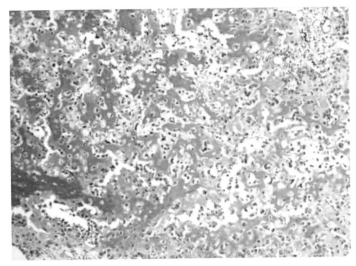

彩插 1　HE 染色的组织学切片：可见粉红色骨样基质中含有典型的恶性细胞，提示一典型的骨肉瘤组织学表现（见正文 P014 页）

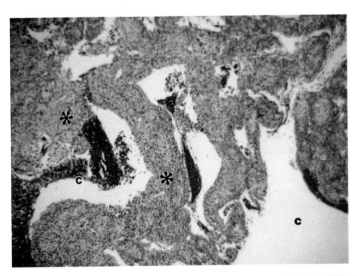

彩插 2　HE 染色组织学切片显示囊性区域中出血（c 区）和包绕囊性区域的恶性肿瘤（星号）（见正文 P017 页）

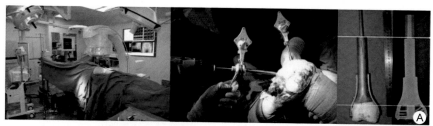

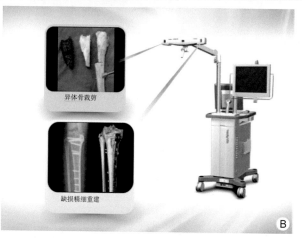

彩插 3 　A 北京积水潭医院骨肿瘤科在导航下实施保留骨骺的保肢手术示意图；
B 西京医院骨肿瘤科在导航下实施保留骨骺的保肢手术示意图
（见正文 P103 页）

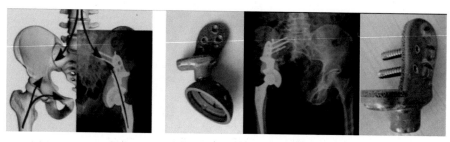

彩插 4 　北京大学附属人民医院的 3D 打印技术实施髋部肿瘤的保肢手术示意图
（见正文 P104 页）

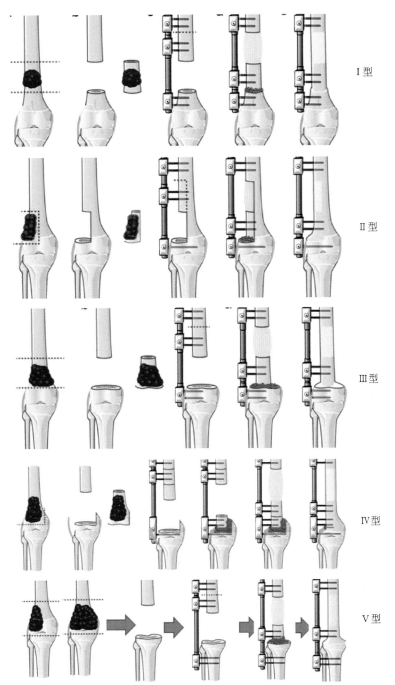

I 型

II 型

III 型

IV 型

V 型

彩插 5　五种类型的骨搬运技术示意图

（见正文 P105 页）